◎１号器、２号器とも別途、荷造送料がかかります。また、カーボンの販売も致しております。

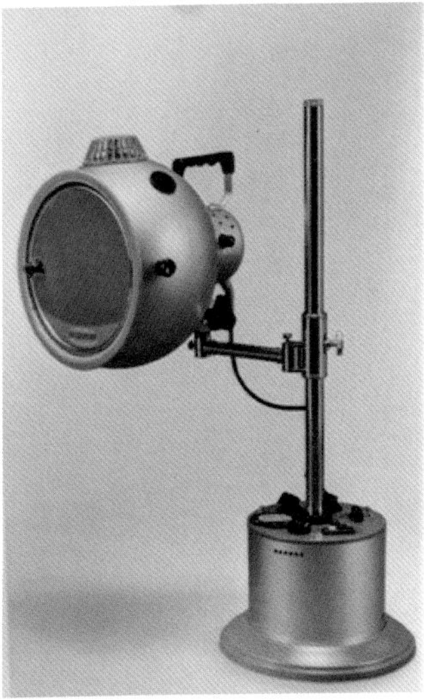

コウケントー１号器
（家庭用標準タイプ）
定価176,000円（税込）

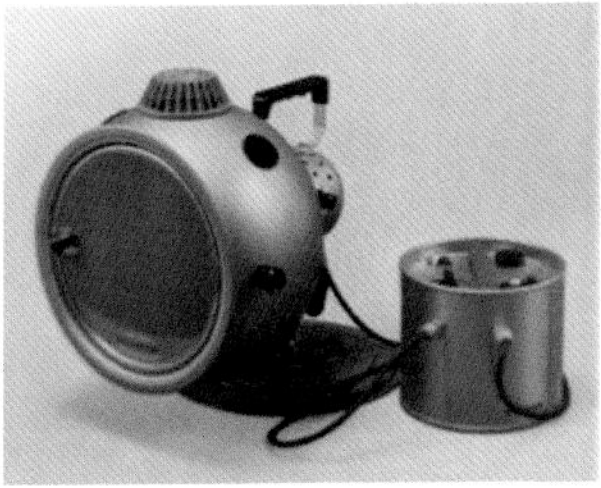

コウケントー2号器
（家庭用普及タイプ）
定価143,000円（税込）

（別売）1号器専用キャスタースタンド 定価16,500円（税込）

〒431-3125
静岡県浜松市中央区半田山5-11-27
生長光線研究所　村松政則
電話０５３－５４５－７９８１

治療用カーボン・治療器の購入について

この度は本をご購入していただきまして、ありがとうございました。

治療器ならびにカーボンのご購入についてご希望がございましたら、裏面の連絡先までお電話をいただければと思います。

ご購入にあたって治療器の使用方法、治療用カーボンの選択方法など、不安が解消できるようにご説明をさせていただきます。

なお、一般家庭用としてはコウケントー１号器と、コウケントー２号器が使用されます。１号器、２号器とも家庭用のコンセントで使用できます。

１号器の値段が高いのですが、腰かけやベッドで使用するときには１号器が便利です。１号器にはキャスターが別売りされており、治療器の移動が便利にできます。

光が変える私たちの医療

新しい発想で考える
光線治療

村松政則
Masanori Muramatsu

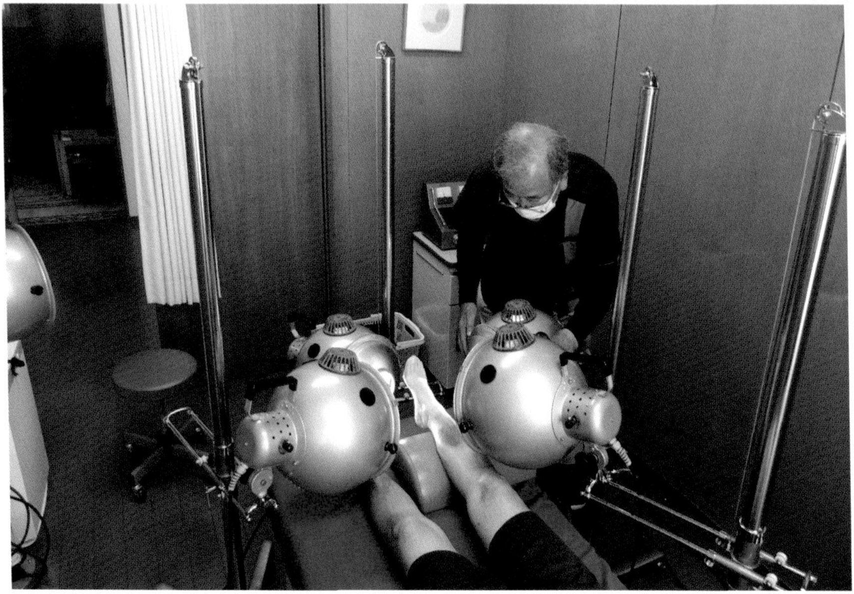

足全体に皮膚症状が認められた患者への治療の準備

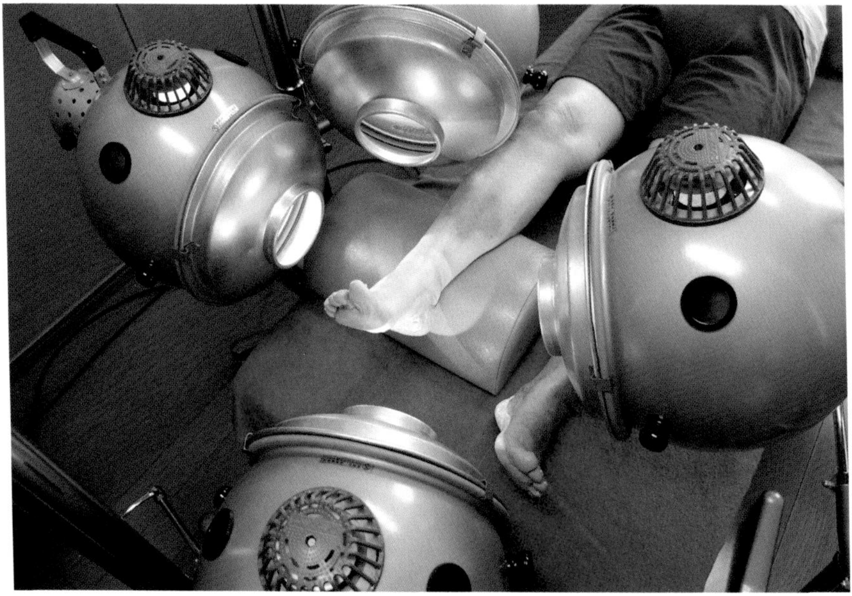

足の症状には4台の治療器を使用

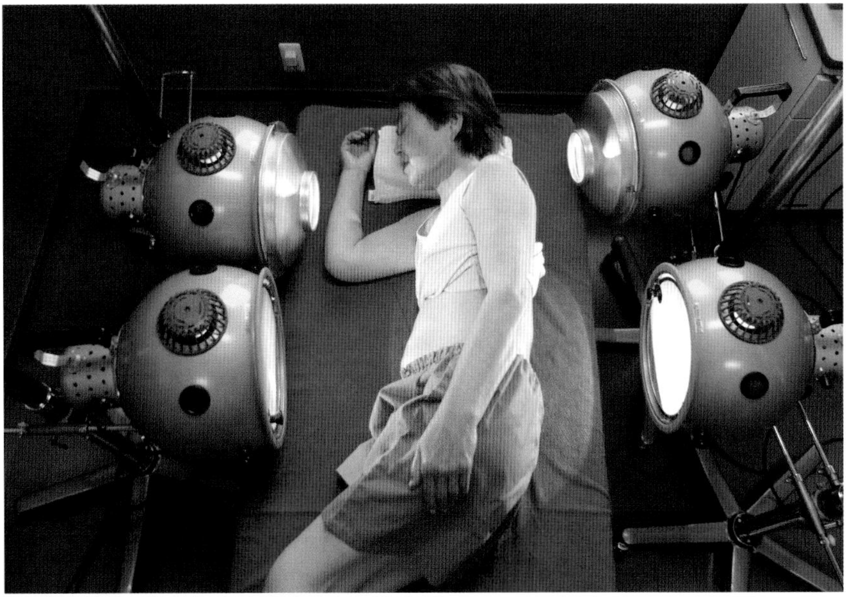

咽喉部、頸椎下部、腰部、腹部への光線治療

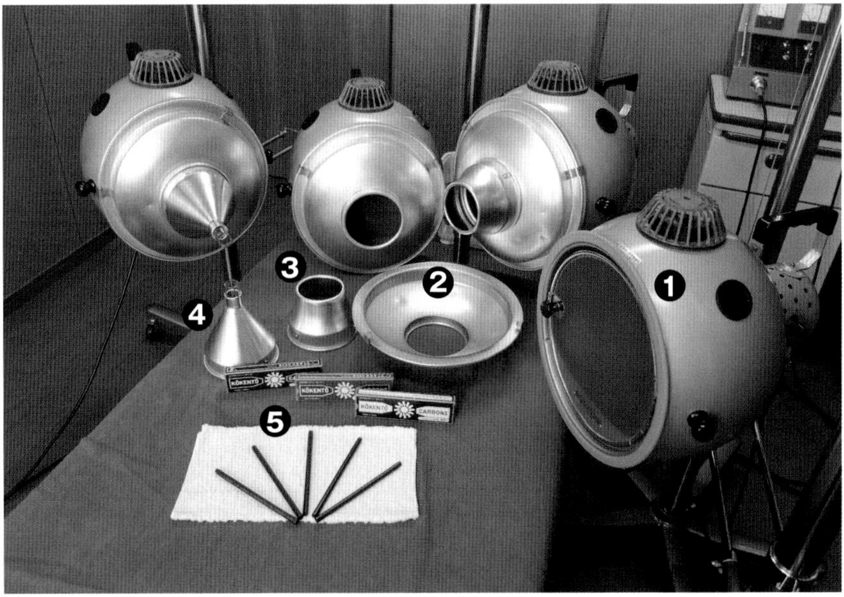

①光線治療器本体 ②1号集光器 ③2号集光器 ④3号集光器 ⑤治療用カーボン

【カーボンと太陽光（地上）のスペクトラム比較】

光線治療では2本のカーボンを使って光を照射します。
カーボンの組み合わせによって、その光を分解したときのスペクトラムの見え方が異なります。

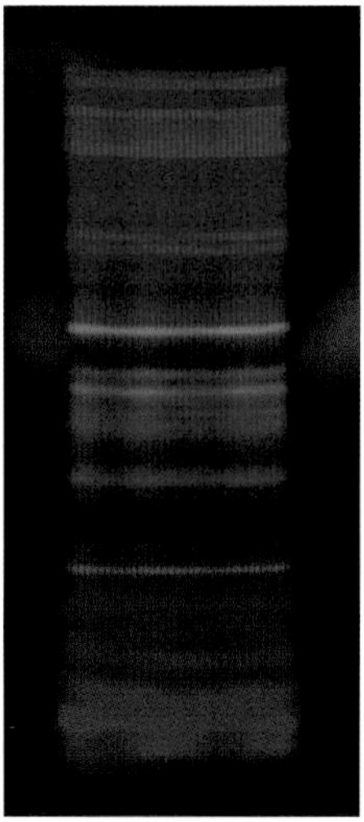

1000番と4001番

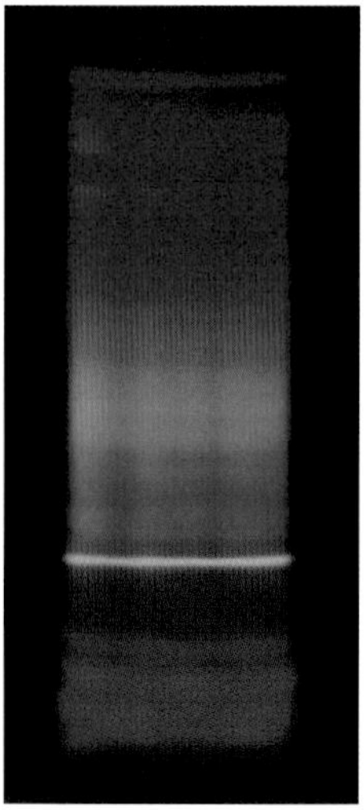

3002番と3002番

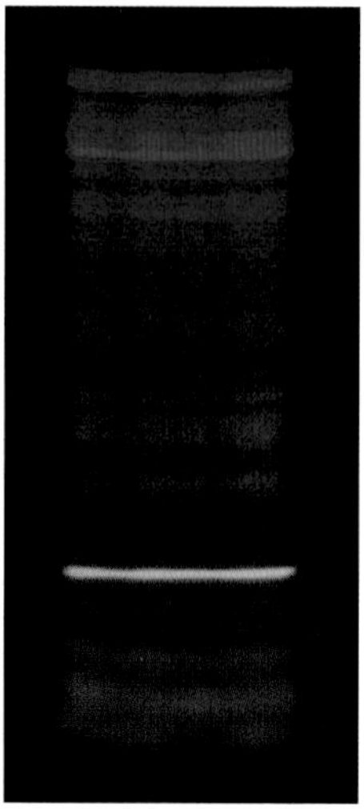

5000番と5000番

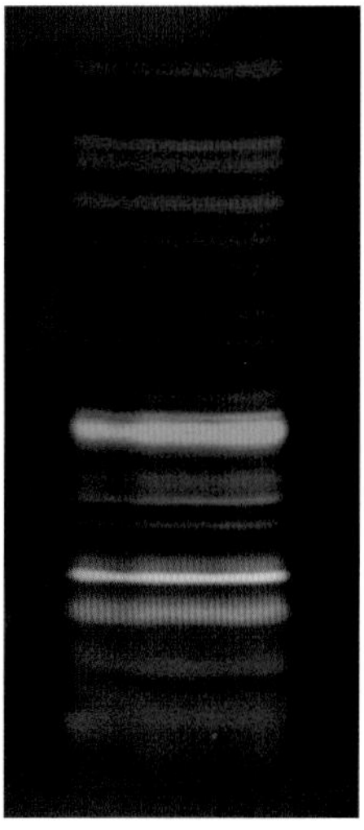

6001番と6001番

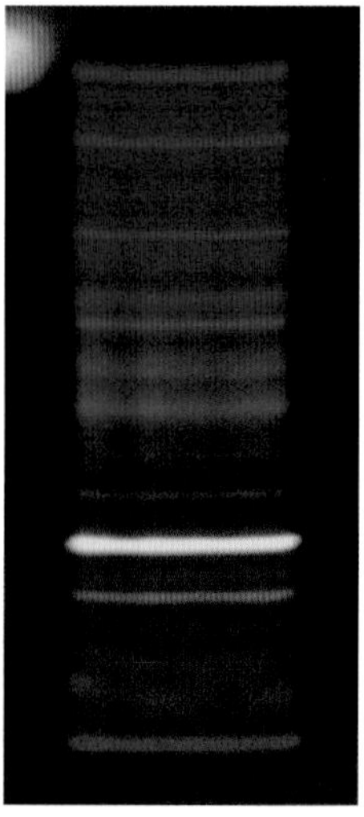

6005番と6005番

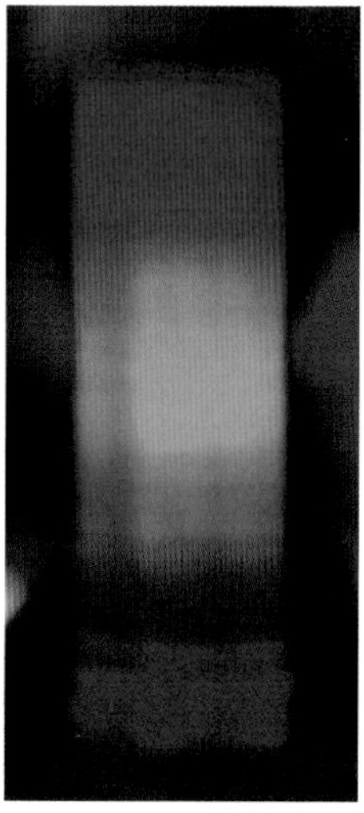

太陽光（地上）

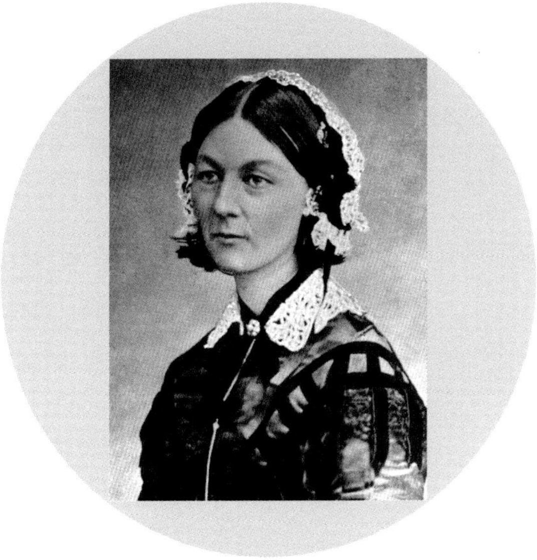

フローレンス・ナイチンゲール女史
陽光を看護に取り入れ「光掲げる貴婦人」、「クリミアの天使」と称される

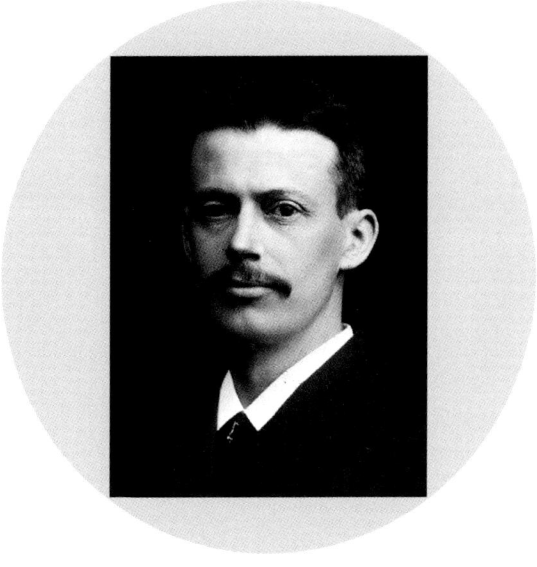

ニールス・フィンセン医師
不治の病とされた尋常性狼瘡に光線治療による新たな道を開く

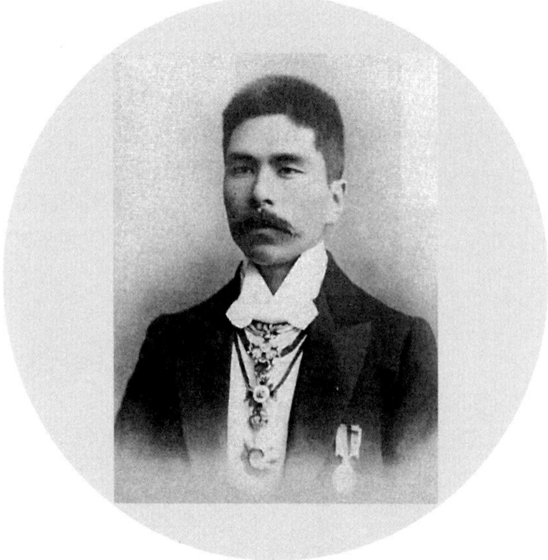

土肥慶蔵教授（明治35年9月撮影）
東京大学皮膚科教授。ヨーロッパから光線治療器を持ち帰り、治療に使用
画像引用：土肥慶蔵先生生誕百年記念会誌
（土肥慶蔵先生生誕百年記念会刊行、1967年）

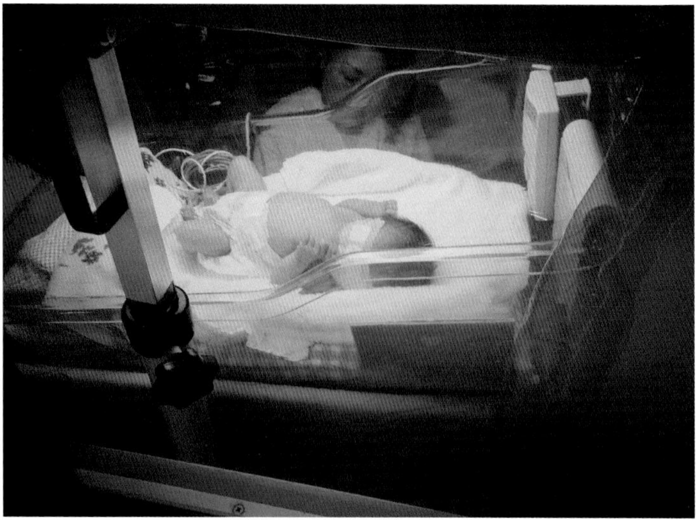

光線治療による新生児黄疸の施術風景

光が変える私たちの医療

新しい発想で考える光線治療

輝きのメッセンジャー、光が変える私たちの医療

地球に降り注ぐ光の粒は、太陽からの輝きのメッセンジャーです。秒速30万kmの光は、その波長の違いによって地球上のあらゆる物質に化学変化を促し、それはまた、私たち人間がかかえるさまざまな病気や症状を改善する力も秘めています。

まことに不思議な存在である光メッセンジャーと医療の関係をみてみましょう。

▶光線治療は歴史によって裏付けされた治療法です。

紀元前から、日光療法として病気の改善、健康維持のために太陽光が利用されてきました。19世紀にヨーロッパで皮膚結核の治療のために光線治療器が開発され、皮膚結核の治療に大きな貢献をしました。現在でも、新生児黄疸の治療には光線治療が使用されています。

▶光線治療は無害な治療法です。

地球上のもので光の恩恵を受けないものはありません。光は病気を改善させる不思議な力を宿しています。光が人体にどのような変化を及ぼし、症状を改善させるのかを考えました。

▶光線治療は、気持ち良い、副作用の少ない治療法です。

病気にかかると薬だ、注射だ、手術だ、と考えますが、浴びるほど薬を飲んでも、人が本来もっている自然治癒力の助けがなければ病気は改善しません。光線治療は光を当てるだけですが、自然治癒力を高め、さまざまな症状を改善します。

▶セルフメディケーションに適した治療法です。

光線治療は、人体に害の少ない光を当てるだけの治療法です。光にはビタミンを合成するなどさまざまな作用が認められ、消炎鎮痛効果など痛みを抑える効果も認められています。光線治療は副作用の心配が少ないので、セルフメディケーションに適した治療法といえます。

▶治療用カーボンの選択がわかりやすくなりました。

カーボンを発光色とカラーコードによって表示することで、症状にあったカーボンの選択が容易になります。さらに、カラーコードを折れ線グラフで表して視覚化することで、発光色の似たカーボンのグループ分けができます。

はじめに

両親や多くの親戚が医療のお世話になって人生の最期を迎えました。人生終末期には10種類以上の薬が処方されることもあります。回復の見込みがない手術を受けなければならないこともありますし、その場合病院のベッドでの生活を余儀なくされて亡くなることになります。そもそも術後の生活や多剤服用の問題点について、十分な説明がなされているのか疑問が残ります。

西洋医療では延命治療はできても病気は治せない。どんなに医療が進歩しても、人はいつか老化と死に対峙することになります。私は最期に慌てふためいて人生を終えることのないよう、医療の本質を見極め、健康に気を配り、平穏な最期を迎えたいと考えています。

現在の医療は治せるだけ治して、ダメになったら「ハイ、さようなら」。これが医療の現実だと考えます。手術をして、抗がん剤治療をすれば、あとは自己責任です。「苦しい」と言っても「抗がん剤を選んだのはあなたですよ」と言われかねません。私たちが理想とする医療とはかけ離れた終末期医療の現実が待ち構えています。

平穏死を希望してもなかなか実現しないのは、医師の過剰な使命感だけでなく、治療をすればするほど医療保険から医療機関に診療報酬が支払われるからです。健康保険制度は患者を守ってくれますが、医師は、病院経営を支えるために経済性も重視しなければなりません。当然、患者が望む医療と現実の医療との間に、食い違いが生じることになります。医療保険によって、必要のない医療を患者が受けるという負の一面が生まれています。

「医療は医師にまかせておけばよい」という意識から患者が抜け出さない

かぎり、医療は変わりません。健康なうちから病気に関心を持ち、健康、医療についての知識を学ぶことが必要です。医療に関する本はたくさん出版されています。

私が誰でもできて副作用が少ない、効果が見込める治療法を探した時に出合ったのが光線治療です。

1908年（明治41）年、東京大学の皮膚科医、土肥慶蔵博士によって留学先のヨーロッパから、光線治療器の原型であるカーボンアーク灯が日本に導入されました。以降、光線治療は全国の多くの病院で、さまざまな治療に使用されるようになりました。第二次世界大戦後、日本の医療制度が大きく変わりましたが、光線療法は人に危害を加える恐れがないため、あんま、鍼灸などと異なる発展をとげてきました。

光線治療では2本のカーボンを燃焼させ、患部に当てた光の作用によって治療効果を得ることができます。カーボンの発光色がわかれば、発光色と改善効果との関係が明らかになります。今までできなかった、カーボンの発光色から治療用カーボンの選択ができるようになります。

室内の光では明るさが弱いので光線治療の効果は得られません。屋外であれば、木陰でも十分な光の効果を得ることができます。ただ、冬の服装で外へ出ても、体の大部分を衣服が覆っています。手と顔が出ているだけです。マスクをしていれば顔の半分以上が隠れます。このような服装をして屋外で2時間過ごしても、十分な陽光による効果を得ることはできません。効果を得るには、皮膚が直接陽光を受ける必要があるからです。

光線治療では、陽の目を見ることのない足の裏に光を当てます。足の裏の治療によって多くの症状の改善が見込めます。常に光に当たらない、腰部や背中部、両肩部、腹部など衣服に隠れた体幹部にも光を当てます。

光線治療の効果はカーボンの発光色、光の強さが相成って改善効果を高めます。

そして、副作用があまり認められないところが光線治療の良いところです。副作用の心配がなく治療ができます。病気の本質を体全体として捉える治療法として注目されています。

目次

第2章　変革を求められる現代医療

第3章　光線治療の科学的根拠

第4章　光線治療における全身の治療箇所と適応症

第5章　発光色とカラーコードによって カーボンを選択する

第６章　症状別カーボンの選び方と治療箇所
発光色による光線治療７例

第 1 章

光線治療の発展

第1節

光線治療の歴史

1．紀元前3000年頃の古代エジプト

紀元前3000～2000年、繁栄をきわめた古代エジプトでは太陽神が崇拝され、盛んに日光浴や日光療法が行われていたことが遺跡の発掘などの資料から明らかになっています。

太陽の光には病気の症状を癒す力があり、太陽の光を浴びると不安が改善されることがわかり、古代エジプトの人々は病気の治療に日光療法を取り入れていたと考えられています。

2．紀元前1400年頃のインド

紀元前1200年頃、古代インドで編纂されたとされる聖典ヴェーダによれば、紀元前1400年頃のインドで、紫外線に対する感受性を高める光感作物質（特定の光の波長を吸収して光の化学反応によって細胞などに作用する物質）を使った白斑《はくはん》の治療が行われていたとあります。白斑とは、皮膚の基底層に存在する色素細胞が減少し、皮膚の色が白く抜ける後天性の疾患です。

3．ギリシャ文化がキリスト教と融合した時代

ギリシャ時代の始まりは紀元前8世紀頃だといわれています。紀元前5世紀から4世紀にかけて最盛期を迎えた文明です。

ギリシャ時代にはギリシャの思想を背景にした新しい医学が発展しました。次いで、紀元1世紀にキリスト教が登場すると、体、疾病、倫理に関する新しい文化と制度がつくり出され、ギリシャ由来の医学と新しい宗教とが密接な関係をもって発展しました。

当時すでに内科医と外科医がいましたが、外科医とはいっても当時は患者の診察だけを行い、手術などの医療行為は床屋さんがしていたといいます。今では両者ともメス（カミソリ）とハサミを使用する仕事ですが、古くから接点がありました。

床屋さんの店頭では今でも、3色の目印、赤・青・白の帯状のマークがくるくると回っているのを見かけます。赤は動脈、青は静脈、白は包帯を表しています。ギリシャ時代には体の中を赤い動脈血と青い静脈血が流れていることがわかっていました。

古代ギリシャでも太陽光線を治療用の光源として利用し、日光療法を行っていた、という記録が残されています。

4．紀元4世紀から15世紀にわたる中世の時代

中世から近代にいたるまでの1000年にも及ぶ長い期間、ヨーロッパでは宗教に反した考えは異端として罰せられ、宗教に基づかない発言が否定されました。宗教に縛られることにより、科学的な発展が停滞した時期として捉えられています。

日光による光線療法も異端な宗教行為とみなされて排斥されましたが、イスラム世界が生み出した最高知識人と評される、アラビア王室付の医師アヴィセンナ（紀元10世紀頃）は、病気の予防に日光浴が有効であることを説いています。

聖書を学ぶ術のない民衆は、教会の思惑によって支配され、教会は宗教的な支配を強めていきました。ただ、その中においても人々の科学の思考は止まることなく、新たな価値観が育まれました。

5．キリスト教的宇宙観を覆《くつがえ》し電気や磁気の研究が始まる

1600年、イギリス人科学者のウィリアム・ギルバート（1544～1603）が、電

気や磁気についての研究成果をまとめた書籍『磁石について(De Magnete)』を出版しました。20世紀の科学の発展の礎を築いた最初の人だと考えられています。

ギルバート氏の研究が社会に発表され、電気の研究の扉が開かれると、次々と新しい発明、発見が積み重ねられました。1820年には、フランスの物理学者アンドレ=マリ・アンペール（1775～1836）によって電流と磁界の関係が明らかにされています。

私たちが光線治療に使用する光は電磁波の仲間です。波長や周波数によって電気、光、電波とそれぞれ名称は異なりますが、すべて電磁波の仲間です。

電気は動力に活用され、産業を飛躍的に発展させました。電波は携帯電話、テレビ、衛星放送など現代生活に欠かせない生活必需品になりました。

一方、現代においても光については未知の領域が多く、これからの研究が期待される分野です。光の分野の医学的研究は、資本の力をみせつけて開発競争を繰り広げる現代医学に対して、人にやさしい、新たな治療の方向性を示すものだと期待されています。

光は無尽蔵にあります。光は安全でかつ安価であり、誰もが享受できます。電気の仲間である光の医学的な研究が進むことによって、医療的な光の効果が科学的に解明される日は近いと考えます。光の医療的な発展は、電気や磁気の研究によってその端緒が開かれました。

6. 日光療法におけるナイチンゲール女史の功績

1700年代後半、イギリスの首都ロンドンは「霧の都」と呼ばれていました。当時始まった産業革命によって工場から排出される煤煙が大都市を覆いつくし、昼間でも暗い大変不健康な状態におかれていました。汚れた空気にさらされ、まともに太陽にも当たることができない、劣悪な環境条件が人々の健康をむしばんでいました。

大英帝国が繁栄する反面、繁栄から取り残された人々によって貧民街が形成されました。国家が繁栄しても国民に繁栄が及ぶのではなく、一部の人たちが利益を独り占めして、多くは貧しい生活を強いられていました。

そんな中、1853年にイギリス・フランス・オスマン帝国とロシアの間で「黒海沿岸の支配権」をめぐるクリミア戦争が勃発しました。その後オスマン帝国が弱体化し、大国間の軍事的なバランスが崩れたことで、国際的な緊張が増していき、ヨーロッパ諸国を巻き込んだ大規模な戦争となりました。

フローレンス・ナイチンゲール（1820～1910）は、1851年（31歳）、ドイツのカイゼルスベルト学園で看護師の勉強を始め、1854年（34歳）、クリミア戦争下のイスタンブールの野戦病院において2年間看護活動に従事しました。（口絵v参照）

野戦病院における看護婦総責任者として、革新的な衛生管理、健康管理を徹底し、兵士の死亡率を40%超から2%まで大幅に改善させました。そしてその活動を評価され、「クリミアの天使」「ランプの貴婦人」として称えられました。

太陽光を看護に取り入れると患者の症状の改善に効果がある、ということを認めたのがナイチンゲール女史です。彼女は、日当たりの良い病室に入院している患者の回復が早いことから、患者の看護に太陽光を取り入れ、成果を上げました。

ナイチンゲール女史は1860年、40歳のときに『看護覚え書き（Notes On Nursing）』を著わし、その中で「陽光は病気の回復に不可欠である」と、陽光を取り入れた看護の必要性について述べています。

彼女はまた、太陽光のはたらきを彫刻のノミにたとえ、「病気の原因をノミによって削り取ることで病気は改善する。また、太陽光が写真のフィルムを感光させるように、光が人体に化学変化をもたらして病気の症状の元になる化学物質を分解して症状を改善する」と、陽光が病気をどのように回復させるのかを、わかりやすく示しています。

ただ、ナイチンゲール女史の活躍されたころは、光についての科学的な研究が進んでいませんでした。そうした時代に、陽光の効果を科学的に看護の立場から観察し、病気からの回復という事実に関して鋭い洞察と信念をもって看護の現場で実践して、成果をあげられました。

光自体は見えません。目や物体に光が当たると物が見えるのです。光は実に不可思議なものです。その陽光に着目したのも、看護によって病気から病人を回復させてあげたいというナイチンゲール女史の強い信念からに違いありません。彼女が陽光に着目し、看護に取り入れた観察力、科学的な思考力、実行力は医療の基本であり、医療に関わるすべての者が忘れてはならないものだと信じます。

7. ニールス・フィンセン氏の取り組みと功績

デンマークの内科医、ニールス・フィンセン（1860～1904）は、「緯度の高い北欧では、冬に結核性の皮膚の傷を病む患者が多いのに、夏にはほとんどいない。日光の不足が結核性の病の原因ではないか」と考え、1892年にカーボンアーク灯（炭素弧光《ここう》）を用いて、皮膚結核の一種である尋常性狼瘡《ろうそう》の治療を始めました。（口絵v参照）

当時カーボンアーク灯は夜間の街路灯などにも使用されていましたが、公園の街路灯の近くに集まってくる人たちの中に、皮膚結核の症状が改善する人たちがおり、可視光線の赤色光が狼瘡から生じる傷の改善に効果があることがわかってきたことも背景にあります。

1896年、フィンセン氏は結核を治療するために「光の研究所（フィンセン研究所）」を設立し、研究と治験を重ね、紫外線を使った皮膚結核の治療に成功しました。そして1903年、フィンセン氏は、不治の病であった結核の治療改善に対する功績が認められ、ノーベル生理学・医学賞を受賞します。フィンゼン灯が開発され、その改良型（フィンゼン・ライン灯）を使用した光線治療器は世界に広がりました。

カーボンアーク灯・フィンゼン灯とは

カーボンアーク灯は、2本のカーボンを燃焼させて生じる光を街路灯の明かりとして利用したものです。フィンゼン灯は、カーボンアーク灯を屋内で病気の治療に使用できるように改良されたものです。

治療に使用する光源のカーボンは、長さが約15cm、直径8mm、芯の部分の直径2.5mmの鉛筆のような円柱形の棒です。

芯の部分は鉛筆の芯より少し太目で、そこには燃焼物質である鉄、ストロンチウム、カリウム、リチウム、セシウムなどの金属元素が混ぜられたものが入っています。

2本のカーボンの先端部分を合わせて電圧をかけて高温で燃焼させると、芯の周りの木部に含まれる炭素と、芯の部分に含まれている金属元素が燃えて発光します。芯の部分に含まれる金属元素が燃えて発する光が可視光線です。芯の周りの炭素が発する光の多くは赤外線であり、数パーセントの紫外線も出ます。カーボンが燃焼して発する光をひとまとめにして可視総合光線といいます。健康を害する危険な光は含まれていません。

8．ヘリオセラピー（太陽自然療法）の病院が開業

病気の治療に広く光が用いられるようになるのは1900年代初頭になってからです。ヨーロッパでかなり一般的となったヘリオセラピー（太陽自然療法）の実践者でスイスの医師、オーギュスト・ロリエ（1874～1954）によって、スイスアルプスの高地にヘリオセラピーの病院が開業され、結核の治療が行われました。

9．日本で初めて電灯（カーボンアーク灯）が点灯

1878（明治11）年3月25日、イギリス人物理学者で工部大学校教授のウィリアム・エドワード・エアトン（1847～1908）は、東京大学工学部の前身、東京虎ノ門の工部大学校で催された東京中央電信局の開業式で、グローブ電池50個（約95ボルト）を使って、フランス製のカーボンアーク灯（デュボスク・アーク灯）を約15分間点灯しました。祝賀会に集まっていた当夜の人たちは、この文明の光に驚嘆の声をあげました。日本では、これが人々の前で電灯がともされた最初でした。

その時のアーク灯には、カーボンの燃焼を制御する機械の上に、鉛筆の形をしたカーボンが2本上下に取り付けられています。燃焼を制御する機械によって燃焼の間隔が調整されながら上のカーボンが発光します。カーボンアーク灯は現在使用されている光線治療器の原型となっています。

10．土肥慶蔵教授が日本に初めて光線治療を導入

1908（明治41）年、東京大学（帝国大学）皮膚科教授であった土肥慶蔵教授が留学先のヨーロッパからフィンセン・ライン灯を持ち帰り、皮膚科の治療に導入しました。（口絵vi参照）

土肥慶蔵教授は、西洋医学に属する皮膚科を最初に日本に導入した創始者として広く知られています。土肥慶蔵教授はドイツ、オーストラリア、

フランスに留学して皮膚科と泌尿器科を学ばれました。

11．日光療法による結核療養施設の開設

1926（大正15）年、慶應義塾大学内科学助教授、正木俊二医師によって、日光療法専用施設、信州富士見高原療養所（現・富士見高原病院）が、日本初の結核療養所として開設されました。

12．理化学研究所の二神哲五郎先生の助言

1932（昭和7）年夏、当時、理化学研究所で光線専攻されていた二神哲五郎先生（1889～1972）は、訪ねてきた黒田保次郎氏（のちに光線研究所を開設）に「生物はみな太陽光線に育まれている。生物である人体の病気が光線照射によって治るのは当然であり、その利用価値は無限大である。自分は医者ではないから病気のことはわからないが、光線のことなら何でも教えてやろう」と話されました。

1941（昭和16）年3月に発行された二神先生の著書『ひかりの話』では、人の目とその機能について、解剖学的な話を折り混ぜ解説されています。平易な文章であっても、光のスペクトル、太陽の光と色、波としての光の性質など、現在の光の科学でも色あせない興味深い内容になっています。

13．東京市における昭和初期の光線治療

1935（昭和10）年、東京都がまだ東京市と呼ばれていたころ、その人口は約640万人でした。2020（令和2）年、東京都の人口は約1400万人です。昭和初期の東京都の人口は2020年の約半分でした。

その当時、東京市には約150名の光線治療業者がおり、光線療法が広く行われていたという記録があります。

当時の光線治療は太陽光線治療と呼ばれ、治療所は屋根が引き窓になっ

ていて、日の出から日没まで太陽光線をそのまま引き入れ、幅19～20cmのレンズを通して患部に当て40℃前後の温度で1日40分の治療をするものでした。太陽光を引き入れた治療法であるため、雨の日や曇りの日には治療ができませんでした。

その後昼夜いつでも治療ができる昼夜用太陽光線治療器が開発されると、天候に左右されず朝10時ごろから夜10時ごろまで治療ができるようになりました。直径12mmの炭素電極に30アンペアの電流を流して、1か所を3分ずつ治療することが可能となりました。

14．黒田保次郎氏が光線研究室を開設

黒田保次郎（1885～1977）は1927（昭和2）年、千葉県佐原に、現在の財団法人光線研究所の前身である光線研究室を開設しました。

その後は、フィンセン灯の原理を応用して独自の光線治療器「カシセントー」（現、コウケントー）を開発し、1941（昭和16）年、東京都新宿区に文部大臣の認可を受け財団法人を設立。1950（昭和25）年には、同所に付属診療所を開設しました。

黒田氏はまた光線治療方法と臨床治療例をまとめた『光線物語』など多くの著作物を出版し、素人でも安全に光線治療ができる原理を社会に普及させました。

15．宇都宮義真博士が東京光線療法研究所を設立

宇都宮義真博士は病弱だった長男が光線治療によって回復したことに感銘を受け、1932（昭和7）年、東京光線療法研究所を設立。生涯を光線治療の研究に捧げました。

当時、光線療法病院が数多く建設されましたが、使用されている光線治

療器は欧米からの輸入品でした。宇都宮氏は、現在のイビデン株式会社の技術協力によって、1934（昭和9）年、日本初の国産カーボンアーク灯方式の光線治療器「アナザーサン」を考案しました。

16．鈴木重明氏による光線治療器「ヘルシーレイ」の製造販売

鈴木氏は、長男が5歳の時にひどい熱と下痢になり、東大の分院に入院させましたが、一向に症状の改善が見込めないため無理やり退院させ、黒田保次郎氏が考案した光線治療器「カシセントー」を購入して、自宅で長男に照射しました。1回、2回と光線治療の回数を重ねるごとに、長男にまず食欲が出て、熱が下がり、めきめき良くなっていきました。それ以来長男は何の病気もせず、大学卒業後ジェット機のパイロットになるほど丈夫に育ちました。

以後、鈴木氏は、黒田氏の光線治療器を積極的に普及させる一方、自分でも光線治療器の改良に取り組み、考案し特許も取得。1937（昭和12）年には光線治療研究所を設立し、光線治療器「ヘルシーレイ」の製造と販売を始めました。

第2節

最も知られている光線治療

1．新生児黄疸《おうだん》の原因

光を使用した治療として最もよく知られているのが、新生児黄疸の治療に用いられる光線治療です。

胎内にいる間、赤ちゃんは肺呼吸ができないので胎盤を通して酸素を交換していますが、胎盤での酸素交換は効率がよくありません。ですので、十分な酸素を取り入れるために、赤ちゃんは赤血球の数をおよそ成人の1.5～2倍に増やしています。

胎内の赤ちゃんの赤血球は大人のより寿命が短く、短い時間で壊れてしまいます。赤血球が壊されると、その主要構成物であり黄色い色素のビリルビンが血液中にでてきます。

ただ、余分なビリルビンを腸で吸収して血液に戻し、お母さんに送って自分の体の外に出しています。

一方、赤血球が脾臓で分解されると、その中の赤い色素のヘモグロビンが肝臓に運ばれます。成人の場合、その構成物のビリルビンが肝臓で分解され胆汁中に捨てられますが、肝臓の機能が未発達の新生児は十分に分解することができません。そのため黄色い色素のビリルビンが、脂肪組織の中に蓄積され、皮膚が黄色く見えるようになります。これが新生児黄疸です。

2．脳の組織にダメージを与えるビリルビン

新生児黄疸は、新生児の90％以上においてみられます。生後2～3日から現れ始め、そのうち20％が治療を必要とします。血中ビリルビン濃度が過多となると大脳基底核などにも沈着します。

ビリルビンなど血液中の有害物質が脳に入らないようにするために血液脳関門がありますが、この機能が新生児では未発達なために、高い濃度のビリルビンは脳の組織に損傷を与えます。症状を放置すれば聴力障害、筋肉が弱くなる、痙攣、筋肉がつっぱった状態で麻痺するなどの後遺症を体に残すことがあります。

3．光による新生児黄疸の治療

光による新生児黄疸治療が始まったのは、1958年、イギリスのクレーマー医師と看護師が、日光の当たる窓際に寝かされていた新生児の黄疸の症状が改善したことに気付いたのがきっかけです。クレーマー医師によって、新生児に日光と蛍光灯を当てると血中のビリルビン濃度が低下することが確認されました。（口絵vi参照）

光線治療では、新生児を赤ちゃん用ベッドに寝かせて治療する場合と、保育器に入れて治療する場合があります。

新生児黄疸の治療が始まった当初は、450nm（ナノメートル）の波長を多く含む400～470nmの間の波長を使用していましたが、より副作用の少ない470～620nmの波長の緑色の光が使用されることが多くなっていきました。光線治療は24時間程度行います。

紙おむつが普及する前には布おむつが使われていました。布おむつは石鹸できれいに洗濯しても、おむつに便の黄色い色が残ります。この黄色い色はビリルビンの色素です。黄色いおむつの汚れは、日光に干すことによりビリルビンが分解され、汚れが消えてきれいになります。

洗剤で洗っても消えない汚れが日光に当てることで消えることから、日光にビリルビンを分解する作用があることがわかります。

4．子どもの近視の予防に日光療法

日本だけでなく海外でも、近視の子どもの割合が増加傾向にあります。要因として長時間スマホを見ることが挙げられていましたが、子どもの近視を研究している研究者により、新たな見解が示されています。眼精疲労により水晶体の調節機能が落ちることが主たる要因ではなく、眼球が奥に伸びる、眼球の変形による近視ではないかという見解です。今のところ、治療法は見つかっていませんが、子どもが陽の光を浴びる機会が減少して

いることが要因の一つとして挙げられています。

台湾の教育局は、児童生徒の屋外での活動機会を増やして改善を図ろうと考えています。登下校の時間を含め、児童生徒が1日に2時間以上、屋外での活動ができるように対策を講じ、一定の改善効果を得ています。

5．成人の失明の回避に光線治療が有効

子どもと同じように大人でも目に障害が見つかることがあります。成人期に達すると一般に視力は安定してきますが、成人になっても近視が進む場合には要注意です。眼球の歪みが原因で失明することがあります。

正常な人の眼球は奥に少し長い球体をしていますが、メガネによって視力が回復できない人の中には、眼球が奥に引かれて楕円形が強く現れる人がいます。眼球が奥に引かれると、耐えられなくなった網膜が眼球から剥がれて失明にいたる場合もあります。

大人になってからの失明についても原因は究明されていませんが、子どもの視力障害と同じように、日光を浴びる機会が減少していることが要因として挙げられます。

朝早く出社して、暗くなって退社。日中は会社でのデスクワーク。陽の光に当たらない生活を長年してきた結果、さまざまな病気の症状が出現します。まさか、陽の光を浴びないでいたことが症状をまねいたとは誰も気が付きません。

昼間の勤務の人と夜勤の人を比べると、夜勤の人の方ががんに罹りやすいという統計もあります。

夏の良く晴れた日の午後1時ごろの太陽の明るさを計測すると約8万ルクスあります。実際は、晴れていてもごく薄い雲が一時的にかかることが

あり、照度計で測定すると明るさは常に変化をしています。

日中は木陰でもその明るさは約1万ルクスはあります。木陰でできるだけ肌を露出して1日に2時間光を浴びることで、病気の症状の改善だけでなく予防にもなるということです。

6．乳がん細胞の縮小に電磁波の効果が認められる

2022年（令和4年）6月8日、中日新聞朝刊に「アサヒグループホールディングス（東京）は、農業資材などを販売する桂鉱社とアサヒの研究子会社との共同研究によって、乳がん細胞を死滅させる泥状物質の開発に成功した」との記事が掲載されました。

開発中の実験では、2つの樹脂容器を用意し、その外側には両方とも還元性スラリー（ビール酵母細胞壁と粉砕した石英斑岩を混ぜ、泥状にしたもの）を入れ、内側には一方は乳がん細胞を、他方は正常細胞を入れ、それぞれ3日間放置しました。結果は、乳がん細胞は死滅した一方、正常な細胞には影響がありませんでした。なお、両細胞とも還元性スラリーとは樹脂で仕切られており直接接触することはありませんでした。

ビール酵母細胞壁とは、ビール製造工程ででる副産物です。石英斑岩は、鉄とケイ酸化合物を主成分とした鉱物です。石英斑岩は泥状にすることで電磁波を出し、ビール酵母細胞壁には電磁波を強める効果があるため、電磁波に対するストレスに弱いがん細胞のほうが死滅したと考えられます。

同様の実験で、乳がん細胞だけでなく、子宮頸がん細胞、急性白血病細胞、慢性骨髄性白血病細胞、悪性黒色腫細胞、胃がん細胞、膵臓がん細胞、子宮膜がん細胞、甲状腺がん細胞、肝臓がん細胞への有効性も確認されています。

この方法では抗がん剤による治療と異なり、苦痛がなく、正常細胞を傷

つけることがありません。体内に投与することなく、皮膚の上から湿布のように患者に接触させることで治療が可能だということです。実用化できれば、自宅でがん治療が可能になります。

こんな簡単なことでがんが治るかと言われますが、電磁波にがん細胞の縮小効果が認められたことは、光線治療への一筋の光明です。なぜなら光線治療では電磁波である可視光線、赤外線、紫外線を治療に使用しているからです。

乳がん細胞を死滅させる泥状物質（還元性スラリー）の研究では、3日間72時間、乳がん細胞を電磁波にさらしたわけです。光線治療ではかなり電磁波が強くなります。そして根気よく、こまめに光線治療を継続することが求められます。症状によっては1年、2年と長期にわたる治療が必要な場合もあります。

光線治療は光と運動、明るい気持ちによって効果がでます。病気の改善を信じて悪い言葉、否定的な言葉を忘れ、明るい言葉、明るい気分で、できるだけ体を動かして、丁寧に時間をかけて多くの箇所を治療するようにします。

第2章

変革を求められる現代医療

第1節

万能な医療は存在しない

1．現代医療に対する過剰な期待

検査機器の進歩によって、がんが小さいうちに早期に見つけることが可能となりました。心臓外科、脳外科で、以前は不可能だった手術も可能になってきました。しかし、がんで亡くなる人の数は一向に減少しません。

毎年受けていた健康診断を1度だけ受けなかったばかりに、「がんが骨に転移して手術ができない」と医師に告げられ、化学療法を受けたものの半年後に亡くなってしまった友人がいます。

彼は、がんを早期に発見できなかった、そして、手遅れになったと信じていました。「がんは早期に見つければ寛解する」という宣伝文句を鵜呑みにしてしまった一人です。いくら医療が進んでも本物のがんが早期発見によって完治することはまれです。かなりの確率で転移している可能性があるからです。

それに医師が医学教育を受け、病院での実務経験を積むことができても、実際の現場でその知識や技術を十分に活かせるとは限りません。

厚生労働省が公表した平成30年社会医療行為別統計の概要によれば、医療現場で一人の医師が診察する患者さんは1日に平均40人、月平均にすれば840人です。患者を診察するのに要する時間は約10分です。医師には相談できる時間が限られています。「抗がん剤治療ではなく」と患者が言えば、「あなたの期待には沿えません。他を探してください」と医師は言うでしょう。

また、がんといえば、その治療法は手術や抗がん剤、放射線によるものに限られています。医療が認め、医師が学んできた治療法での治療になります。保健医療によって選択肢はさらに狭められています。医師は自らの信念に基づいて治療をしてくれますが、患者は医師の善意を信じるしかありません。

新聞の投書欄に、「己れの限界 父の死の教訓」と題した、現役の医師の方が書かれた投書が掲載されました。病院での検査後、体力も気力も十分あった73歳の父親の容態が急変してお亡くなりになったのです。

投稿者である医師の方は、「現代医療は高度に細分化され、一人の医師が対応できる範囲は狭くなっている。自分の限界を素早く認め、他分野のスタッフと協同しないと患者の人生さえ奪いかねない」と書かれています。

医師は患者としっかりコミュニケーションをとり、患者の希望を考えて医療を提供すべきですが、効率を考えれば、短い時間で手術を承諾させ、抗がん剤の使用を承諾させ、手術が終われば早期に退院させ、退院後、行き場のない患者には専門の係が追い出しをはかるのが一番です。病院の経営者からみれば、収益に貢献できる医師が優秀な医師とされるはずです。

他方、患者からすれば、手術の方法や後遺症、術後に必要となる医療、生活の質などについて説明責任の果たせる医師、社会復帰可能な手術が行える医師を求めます。医療では医師と患者が車の両輪です。タイヤのバランスが取れないと、車はあらぬ方向に行ってしまいます。医師にとって最善の方法が、患者にとっては最善の選択肢だとは限りません。やはり調整するための話し合いが必要です。

2．妻が願った最期の「七日間」

朝日新聞のオピニオン欄に宮本英司（当時71歳）さんが投稿した「妻が

願った最期の『七日間』」のお話が、2020（令和2）年6月のテレビ番組で取り上げられていました。

奥様の容子さんが最初におなかの不調を訴えたのは、3年前の春。大学病院では感染性の腸炎との診断でしたが、夏に腸閉塞を起こしかけて開腹手術を受け、小腸がんと判明しました。すでに末期で、余命は平均2年との宣告でした。容子さんは68歳でした。

容子さんは抗がん剤治療をしないことを夫の英司さんに告げました。しかし、抗がん剤治療をして、一日でも長く生きてほしいと願う英司さんは、抗がん剤を受けてほしいと妻に伝え、奥様は夫の願いを受け入れて、抗がん剤治療をすることに承諾しました。

「抗がん剤が私の正常な細胞も壊していく」。

何回か抗がん剤治療を受けた時に、容子さんがふと漏らした言葉です。

抗がん剤によって延命ができる、がんが消える、と信じる夫の英司さんには、何も治療しないという選択肢はありません。一方、妻の容子さんは、抗がん剤について勉強されていて、抗がん剤の本質を見抜いていたと考えます。

深刻な選択が求められている場で、唐突に「光線治療という第三の選択肢もあります」と場違いなことを言うことはできません。しかし、光線治療によってがん細胞が縮小するなら、妻の容子さんが元気になって、英司さんと旅行したいという願いは叶ったかもしれません。

容子さんがふともらされた「抗がん剤が私の正常な細胞も壊していく」という言葉は、がんという病気の進行に加えて、抗がん剤にさらされることで正常細胞までもがむしばまれてしまう、自分の体のどこかで起きている現象から逃避できない、といった容子さんの悲しい複雑な気持ちの表れであったに違いありません。

3．与謝野晶子「感冒の床から」

今からおよそ100年前の1918年（大正7年）11月10日、スペイン風邪が流行したとき、与謝野晶子が『横浜貿易新報』に「感冒の床から」という評論文を投稿しました。夏休みに備前の海に海水浴に行っていた2人の男の子たちだけが家族の中でスペイン風邪に感染しないでいる…と、海水浴の感冒への効用について書いています。

与謝野晶子の「感冒の床から」より、スペイン風邪について書かれた関連部分を以下引用させていただきます。

> 今度の風邪は世界全体に流行って居るのだと云います。風邪までが交通機関の発達に伴れて世界的になりました。
> この風邪の伝染性の急激なのには実に驚かれます。私の宅などでも一人の子供が小学から伝染して来ると、家内全体が順々に伝染して仕舞いました。唯だ此夏備前の海岸へ行って居た二人の男の子だけがまだ今日まで煩わずに居るのは、海水浴の効験がこんなに著しいものかと感心されます。

最近の研究によると、血中のビタミンDの濃度が高いと感染症に罹りにくく、かつ重症化しにくいということがわかってきています。2人の男の子は海水浴によって十分な陽光に当たったはずです。陽光に当たるとウイルスに対する免疫力も高まります。免疫のはたらきによって、ウイルスの体内への侵入を防ぎ、ウイルスの感染増強に対して抑制効果がはたらいたと考えられます。

光線治療には、陽光に当たることと同じ効果が認められます。「カーボンの光は2000メートル上空の太陽光と同じ光を発する」といわれています。私はもっと上空の光と同じであり、紫外線が少ない光だと考えています。

実際に分光器を使って、地上の太陽光のスペクトルとカーボンのスペクトルを観察、比較してみると、太陽光のスペクトルは色の輪郭がぼんやりしています。これは、太陽光が大気中を通過することにより、その大気中のチリなど微小な浮遊物による影響を受けるからだと考えられます。他方、カーボンの燃焼によるスペクトルは輪郭がはっきりしており、大気による影響を受ける前の2000m上空の太陽光スペクトルと同じ鮮明さを保っています。（口絵ⅳ参照）

今回の、新型コロナ感染症の拡大は、光線治療と日光浴のウイルス感染抑止効果について試す良い機会でした。陽光に直接当たらなくても木陰でも陽光の効果が十分得られます。太陽光の中に含まれる可視光線、紫外線、赤外線は、無料で、誰もが等しく受けることができます。

第2節

さまざまな課題を抱える現代医療

1．抗生物質による免疫系の狂い

現在使用されている医薬品は化学薬品です。薬品を合成、分離して複雑な工程によって製造されています。人体に入ったときの作用については明確にされていません。医薬品には効果もあれば、人体にとって好ましくない副作用もあります。

コロナワクチンは効果の方が副作用より大きいということで接種が推奨されていますが、遺伝子ワクチンの安全性は確かめられていません。ワクチンについての情報公開が不十分な状態で、専門家でもない政治家が莫大な予算によって無料で国民に接種を推奨してきました。国民の命と健康を守ろうとする強い意思は伝わってきません。

多くの場合、便利な一面だけを知らせて都合の悪い事実は伏されています。「知らぬが仏」とはまさにそのことを言っています。

例えば、抗がん剤の中には人体に重大な副作用をもたらすものがありますが、そればかりではありません。

水俣病は、企業が排出した水銀によって汚染された魚介類を食べた住民が発症しましたが、同じようなことが抗がん剤によって、ひき起こされるのではないかと危惧します。患者の便の中に含まれた抗がん剤に含まれる毒によって河川や環境が汚染され、海洋生物によって濃縮されて、それらを私たちが口にして新たな薬害が生じる恐れがあります。

私たちの食卓にあがる野菜、果物、肉類もさまざまな消毒薬、抗生物質などによって汚染されています。食の内容は豊かになっていますが、内容を見ると目に見えないところで危険をはらんでいます。安全性が明確でない医薬品や食べものに含まれる化学物質の相互作用によって、さらなる深刻な新しい病気がもたらされているのではないかと考えられます。人体に入った抗生物質、抗がん剤、食肉中のホルモン剤、ワクチンなどの残留物質、化学薬品が免疫系に影響を与えることになれば、免疫系に狂いが生じて、新たな難病が生まれる恐れがあります。

難病は原因も治療法もわからない病です。ウイルスや病原菌などの侵入者を排除すべき免疫系に狂いが生じる場合のほか、免疫が暴走して自己の組織を攻撃する病気もあります。免疫の暴走に腸内細菌がかかわっているという研究報告もありますが、難病への切り札が見つからなければ、原点に立ち返ることが求められます。

現代医学は、新薬や検査機器を開発すれば病気が改善するかのように考えていますが、そこには「人間は本来生かされている」という発想が抜け落ちています。

普段私たちが意識しない、大きさ0.02mの細胞の、さらに小さな核に入っている幅2nm（ナノメートル）、長さ2mのDNAが指令をだして細胞のはたらきをコントロールし、ひいては私たちの体をコントロールしています。細胞が正常に機能することで、私たちの生命が維持されています。それと、私たち人間がどのように進化してきたのかを考えることも大切です。現在も進化の過程にあるわけですが、進化のおおもとは細胞だからです。

私の言う原点とは、DNAを操作することでもなければ、副作用のある新薬を開発することでもありません。細胞が活動しやすい環境を整え、共存する道を探ることです。

2019（令和元）年7月現在、指定難病として333疾病が指定されていいます。指定難病とは疾病の機構が明らかになっていない、治療法が確立されていない希少な疾病であり、長期の療養を要するとされるものです。パーキンソン病は難病指定されていますが、関節リウマチは、患者さんの数が70万人以上いるために難病には指定されていません。

ちなみに我が国で難病という言葉が使われるようになったのは、スモンという疾病がはじめです。スモンは、1955（昭和30）年頃から確認され始め、67～68（昭和42～43）年に大量発病が確認されましたが、当初原因不明の疾病とされていました。

2．エビデンスってなに？

専門医は「標準治療が最もエビデンスがある治療法です。他の治療法に惑わされてはいけません」と主張します。人は一人一人異なった存在です。病気の症状も異なります。それを、学生の教科書ガイドのような回答書を作成して、「エビデンスのない治療法に惑わされてはいけません」というのは少しおかしい。答えは一つでも、そこにたどり着く方法はいく通りかあるはずです。漢方のように数千年の歴史によって効果が証明されたものを前に、たかが100年かいくらの新参の化学薬品がエビデンスを主張すること自体、科学的根拠が乏しいと言わざるをえません。

もちろん標準治療も優れた治療法だと考えます。しかし、「エビデンスがある」というだけでは説明になりません。標準治療のエビデンスについて、核心の根拠をわかりやすく説明してください。抗生物質は結核とか細菌に関する治療に劇的な効果を示しましたが、新たに抗生物質が効かない耐性菌が出現して岐路に立たされています。エビデンスのあるとされる多くの治療法が数年後には否定される現実があります。

がんなどの標準治療に異を唱える出版物を読むと、細かなデータが示されて、根拠にのっとって論理的に説明がされています。科学的なデータに基づいて結論が導き出されており、意図的な作為がないにもかかわらず、感情的に「そんなことには根拠がない」などと否定することはできません。異論に対して、丁寧な科学的根拠に基づく説明をしてください。権威によって反論を切り捨てることはもっとも恥ずべき行為です。「医者以外は医療について語るな、医師であっても権威者に異論をはさむな」という、権威を振りかざした医療では国民の生命は守られません。多くの医療従事者は、医療の目的である「国民の健康と生命を守る」という使命のために励んでおられます。

医師にも立派な医師とそうでない医師がいると思います。製薬企業などから研究費の助成を受けるために、企業の意向に沿って結論が歪められることがあるといいます。権威があるとされる医師が策定したものだから正しいとすることには賛同しかねます。

3．信頼が揺らぐ科学的根拠（エビデンス）

新型コロナの感染を防ぐワクチンに感染抑止の根拠があるとされましたが、その根拠が薄れてきました。アメリカ合衆国保健福祉省の中の食品医薬品局（FDA）という、世界で最も権威ある薬品使用の許可を出す政府機関が承認したためとされていますが、それは科学的な根拠ですか？　薄弱な根拠で国民の生命を危険にさらすことはできません。科学的根拠にふさわしい多くのデータによる裏付けが必要です。データは、公開され、多くの人の眼にさらされて、多くの意見に耐えられることではじめて信頼されるデータとなります。

副作用を示す多くのデータが企業によって隠蔽されていましたが、「ワクチン接種の隠された資料が公になれば、まともな医学教育を受けてきた者なら誰でもワクチン接種をすることを止める」と、ワクチン接種の始まった当初に書いた研究者がいます。多くの人にさらされることのない意見は、一部の関心ある人たちだけが知ることになります。マスメディアは取り上げません。今回のワクチンをめぐる一連の事象からわかったことは、マスメディアによって流されるデータは政府のお墨付きではあっても、科学的な根拠とはほど遠いものであり、正しいデータはマスメディアから遠ざけられ、国民の目に触れないようにされるということです。

何が正しいかは、そんなに簡単にはわからない。普段から医療に関心をもって自分の頭で考え、科学的に物事を判断する訓練をしていないと身につかないものです。政府やマスメディアが流すデータは、国民に知らせたいと考えるものでありますが、根拠があるという保証はありません。写真も流用され、都合の良い写真がもっともらしく使用されることがあります。

新型コロナの流行が終息してくれれば一件落着、とはできません。メッセンジャーRNAワクチンの接種について、国の行政に問題点はなかったのか検証する必要があります。公聴会を開き、学識経験者である医師、研究者から意見を求め、国民に検証結果を公表し、医療行政に活かすことが求められます。

4．根本的な解決策なき現代医療

心臓から送り出された血液は体中の器官を通って心臓に戻ってきます。一周にかかる時間は50秒という超スピードです。大動脈では秒速約50cm、大静脈でも秒速約25cmといわれています。

血管壁は血液との摩擦や圧力に常時さらされています。動脈硬化などによって血液の通りが悪くなり、血液と血管との抵抗が増すことで血管に傷が生じることがあります。

血管の血管壁には小さな隙間《すきま》があり、隙間から血液が染み出て、染み出た血液が血液中の酸素や栄養素を細胞に届ける仕組みになっています。血管を細くして血圧を高めないと、血管壁から血液を細胞に届けることができません。血管が動脈硬化を起こしたり、血管壁に異物が沈着すれば、血圧をより高くあげることが必要になります。血圧を正常に保つためには、正常な血液と血管壁とが必要です。

血管は血液を2メートル吹き上げるほどの圧力を、1日10万回受けています。抗凝固薬を服用している患者さんの点滴用の針を抜くときに、血液が高くまで吹き上がるのを見ました。患者さんの老化による動脈硬化と長期にわたり抗凝固薬を使用することにより、血液が凝固しにくくなっていたと考えられます。

血栓を防ぐ対症療法によって、血液の凝固に対する一時しのぎはできます。血液をサラサラにする薬に、血液中の血小板の血液凝固作用を抑える効果は科学的に認められます。しかし、薬の副作用によって、血液凝固作用という大切なはたらきが抑制されることになります。血液に血栓が生じることに対する根本的な解決策ではありません。対症療法を継続していると、副作用が体の中に蓄積されていきます。対症療法で病気の進行は一時的に止まったようにみえますが、病気の進行は止まることはありません。

現代医療の問題点は、副作用に目をつぶり、問題の先送りによる治療であることです。

5．医療に「絶対はなし」

第1項でも触れましたが、治療方法のない指定難病が現在333疾病あります。難病になれば西洋医療は今のところギブアップです。難病の出現、新たな感染症の出現など、西洋医療での対応の限界が垣間見えてきました。

患者は手術すれば手術前の生活が取り戻せる、というような悠長なことを言ってはいられません。患者には、抗がん剤はがんを治すという思い込みがありますが、時に過酷な現実が抗がん剤の治療によってもたらされることがあります。

医師は、患者さんに過剰な期待をもたせて抗がん剤を売りつけることをしてはいけません。高額なものほどよく治るという保証はありません。医師の仕事はサービス業です。手術と医薬品の販売人です。商品の内容によっては生命に危険が及ぶものもあります。疑問があればお客さん（患者さん）に詳しく説明する義務が医師にはあります。

患者さんがどのような医療サービスを希望しているのか、現実を見据えた対応が必要です。医療は患者さんが購入されるものですから、個人の多様化した価値観を否定して、医療の側の一方的な価値観を押し付けることはできません。

「手術しないなら退院してくれ。次の患者が待っている」。患者の希望を無視する医療は脅迫です。

新自由主義にもっともなじまないのが医療です。医療の民営化は結構ですが、利益のために過剰な治療をすることは許されません。患者が望むのであれば、病院という社会から隔離された場所で最期を迎えるのではなく、家庭生活を送るように平安な最期を迎えるために必要な医療を提供するのも医療の役目です。そのためには、医師に集中した権限を多様化させることが必要です。

第3節

変革を求められる医療制度

1．医療に対する政治の介入に問題あり

テレビ番組で、医療情報について「憲法によって出版の自由は認められているが、医療情報については制限した方がよい」という趣旨の発言をされる医療の専門家がおられます。

とはいえ世の中にはさまざまな医療情報が氾濫しています。新型コロナワクチンの接種については、ワクチン接種を推奨する情報が氾濫し、ワクチンについての否定的な見解は異端児のような扱いを受けていました。情報統制のような一方的な情報の提供の仕方には疑念を抱かずにはおれません。

肩書によって情報の正しさを推し量ることもできません。情報は専門家が分析対象となる事象について、数値やさまざまなデータを基にして、理

論的に物事を研究し明確にされます。真意が不明確な情報でも、多くの異なった情報によって情報の精度は高められます。

それと、最終的に情報の正しさを判断するのは個人です。政府が判断して国民に押し付けるのは、国民を揶揄することに他なりません。「あなたたちには理解できないから政府と一部の専門家が決めます」。医療情報は個人の生命にかかわることです。さまざまな情報が提供され、最終的には個人の判断にゆだねるのが筋です。

出版物の誤った情報によって国民が不利益を受けないように出版を制限しようというのは正論です。しかし、医学に関する情報を政府が一律に規制することには反対です。国の判断といっても、時の政府の意向が色濃く反映されます。「お酒の宣伝はアルコール依存症のきっかけをつくることになります。だからお酒の宣伝はやめましょう。事故の危険性のある自動車の宣伝もやめましょう」ということにもなりかねません。

2．求められる医療について考える

ある日のこと、病院で2人の医師の話し声が聞こえました。「あいつはなぁ、手術を避けたために死んだんだ」。同僚医師の死についての内容でした。話をしている医師の一人は私の主治医でした。この医師は病気を見つけるのが非常にうまいと評判の医師です。がんは手術すれば治ると考えています。それで、検査を受けることを口うるさく言うのだとわかりました。すぐに診ていただくのをやめました。

70歳にもなれば、病気を見つけないで病気とともに暮らすのも一つの考え方だと思います。もちろん、手術するのも、しないのも個人の自由です。

多くの患者は、現在の医療の力では回復が及ばないとなれば、医療から見放されるのではないかと不安になります。医師に治療法がないと匙を投げられた患者、要するに、もう治療しないと主治医が決めた患者は、現在の医療から見捨てられます。医療から見放されたらどうしようと考えたときにも頼るべき医療はあるはずです。

充実した看護を受けられ、患者が尊厳をもって死の瞬間を迎えられる。そこでは自身がどのくらい真剣に健康と病に向き合ってきたかが問われます。他人頼みでは絶対に理想の医療は実現しません。看護の力、漢方薬、光線治療、鍼灸治療、その他あらゆる医療資源を活用して安らかに一生を終える。一人一人が、どのような最期を迎えたいのか考えなくては実現されません。

政治が医療に深く介入して医療をゆがめることはあってはなりません。医療の選択権は国民にこそあります。

3．患者が望む医療

現在の医師養成制度を早急に改め、診断、手術、化学療法を担当する現在の医師とは別に漢方薬医師、鍼灸医師、看護医師、検査医師など、それぞれの分野で新たに多彩な医療分野の専門家を医師として養成すべきだと提言します。

『正直不動産』という、不動産業界の裏事情を書いた本が出版されています。不動産屋さんは買い手であるお客には都合のいいことしか話さない。プロの人たちの社会では、だまされた方が悪いとされますが、現実の社会では、知識を持った玄人が、知識を持たない素人を手玉に取ることが横行しています。

医療の現場では患者が医療弱者です。素人である患者には充分な医療情報提供がされない。「情報提供によって患者が医療を躊躇することがある。受ける医療の内容を知らないまま、治って、または死んでいく方が患者にとっては幸せだ」と考えられているかのようです。

生死にかかわる緊急性を要するときには、医師による救命救急のための医療が神様のように尊いものだと感じますが、医療にとって大切なことは、受け身である患者に充分な情報が開示され、自身が受けるべき医療について患者が選択できることです。十分な情報が与えられないことには、患者は選択できません。少ない情報によって患者の選択権が奪われることになります。

新型コロナワクチンの接種では、政府も医療関係者もマスメディアも一丸となってワクチン接種の推進に躍起になっていました。コロナワクチンはメッセンジャーRNAという遺伝子を使って細胞で抗体をつくります。この抗体は数か月すると効果が薄れます。なぜ5回も打ってるのに効果がないのか説明していただきたいです。国民にワクチンの効果と副作用がなぜ生じるのか詳しい説明をすべきでした。ファイザー社が公表したワクチンに関する資料には1000以上の副作用が記載されています。国民はモルモットではありません。

4．多剤服用によるリスクを回避する光線治療

毎日の食事がどのようにして筋肉になり、骨を強くして、体を動かすエネルギーに変換されるのか知っていますか？　私たちが承知しなくても体の中で臓器や酵素が働いていてくれるので健康が維持されています。夜中に寝ていても休むことなく働いていることに、気を留める必要はありません。

それが健康を害することになれば医師の診察を受けて薬が処方されます。高齢になれば何らかの障害を抱えることが多くなります。医師に症状を相談するたびに処方される薬の数が増えます。こんなに飲んで大丈夫なのかと心配になります。多剤服用によるリスクは確実に高まるはずです。

高齢者は医薬品を分解する代謝能力が落ちています。筋肉量は減って、活動量も減少。それと反比例して、薬だけを増量されれば、その副作用は増幅されます。医師は患者さんの健康を考えて薬を処方しますが、薬の副作用が心配されます。

薬剤師さんは多剤服用によるリスクがわかっていても、医師の処方にクレームをつけることはまずありません。医師に処方する権限があるからです。薬の処方は薬剤師に権限移譲すべきだと考えます。

医師は患者さんを診察して改善すべき症状を記載した文書を薬剤師に渡し、薬局では薬剤師が患者さんに薬の副作用と効果を説明して服用する薬を出します。これが本来の医薬分業です。

患者さんがすでに服用している薬を追加で出すとき、医師の診察を必要としない場合は、薬剤師さんが患者さんに薬の効果を問診するだけで出せるようにできれば健康保険が節約できます。患者さんは、わざわざ薬を出してもらうために医師のところに行く必要がなくなるからです。

万一、患者さんの症状が悪化した場合は医師に連絡して、患者さんに受診を勧めます。患者さん、医師、薬剤師さんとの連携が上手くいけば患者さんには大きなメリットがあります。薬剤師は薬についての専門知識が生かせます。患者さんは医師にも薬剤師にも相談ができます。

薬の添付文書には副作用が記載されていますが、より詳しい内容を知りたいときにはインターネットで調べることもできます。医師が処方する薬には未知の副作用が心配されるものがあります。医師が処方する薬は常に安心、安全とする認識は間違いです。

光線治療は患者さんを医薬品の多剤服用のリスクから解放できます。例えば、咳が出る、発熱、膝の痛み、腰痛、鼻炎、喉の痛みなどの症状から免疫が関係する症状まで、自宅で治療ができます。症状の改善は、患部の腫れがひく、痛みが改善することで確認できます。

光線治療は副作用の心配が少ない治療法です。ただ、光線治療は薬のように服用によって一件落着とはいきません。光線治療器と治療する場所が必要ですし、治療には時間がかかります。

光線治療は治療用カーボンを使用します。仮に光線治療用のカーボン3001番と4008番の2本のカーボンを合わせて使用した場合、約50以上の症状の改善効果が見込まれます。おおよその治療のコツがわかれば誰でも自分自身で治療（セルフメディケーション）ができます。

保健医療費がひっ迫してきています。本来の医薬分業とセルフメディケーションによって医師に依存した医療を変えていく必要があります。

5．変革を求められる医療行政

光線治療に、がん細胞に対する縮小、消滅の効果が認められるか否かは実験によってわかります。2つの樹脂の容器を用意して、一方の容器にがん細胞を入れ、もう片方の容器に正常細胞を入れます。それぞれの容器に入れた細胞にカーボンの光を当てます。カーボンの光によってがん細胞が死滅し、正常細胞に異常がなければ、がん細胞に対する光の効果が確認できます。カーボンの組み合わせを変えて、すべてのカーボンによる効果を確認すれば、がん細胞に効果が認められるカーボンが特定できます。

医薬品が臨床試験によって科学的根拠（エビデンス）を得るためには、莫大な予算と期間が必要ですし、大学病院など医療機関の協力を得なければなりません。新たな医療への参入を拒む大きな障壁となっています。

一方、光線治療は副作用の少ない治療法ですし、莫大な予算と費用をかけなくても臨床試験ができます。ただ、新しい治療法を認めたくない、参入をさせたくないという既得権益を守ろうとする人たちが立ちはだかると話は別です。

権威のあるものが正義ではありません。新型コロナでも、ワクチンの危険性を説明する学者は、その効果についての細かなデータを挙げて、ワクチン接種に反対する理由をわかりやすく示して説明しています。

「ワクチンを接種すれば新型コロナに感染しない。かかっても軽い症状で済みます」。「4回目の接種をしましょう。ワクチンの効果で重症化や感染の予防になります」。耳にタコができるほど聞かされても、これらの説明には根拠が全く示されていません。

実際にワクチンを接種した医療関係者が感染し、病院の機能を維持することに支障がでています。3回接種しても感染して重症化する人がいます。ワクチン接種を受けた国民について、接種による効果を調査した統計数字を見たことがありません。ワクチンの推進を図る医療関係者から、なぜ副作用が生じるのか説明を聞いたことがありません。説明責任を果たさない医療は信頼されません。

必要最小限の医学的知識を自ら学ぶことにより、副作用の少ない、医者の診察の必要のない、患者自身で治療ができるセルフメディケーションこそが、これからの医療の主流になると信じます。しかし、どのような医療であっても完全無欠な医療は存在しません。臨床試験では、そのデータにより医薬品の安全性と危険性の両方のデータがでてきます。単に有効性と副作用を引き算して有効性の方が大きいから安心だ、とする結論は乱暴です。臨床試験を無にすることになります。取得したデータを公開し、情報提供することが大切です。安全性が検証できないものについて、国家が安易に判断することはあってはならないことです。

光は無尽蔵に太陽から地球に降り注いでいます。地球上で太陽の恩恵なしに存在しているものは一つとしてありません。光は一定の振動をして秒速30万km、1秒間に地球を7周半する速度をもっています。

光はフォトン（光子）という小さなものですが、物ではありません。そこが原子と異なるところです。光は物ではないのでガラス瓶に入れて観察することはできません。光を顕微鏡で見ることもできません。光がないと何も見ることができませんが、光自身を見ることはできません。光は速さを失うと消えてしまいます。それが証拠に、光は降り注いでいても、何も残りません。また、光は光合成を促進することはあっても、光合成の合成の必要な物質ではありません。

とても不思議な光ですが、光は電波の仲間でありともに電磁波です。ただ、光と電波では周波数と波長が異なります。

光が病気に改善効果のあることは歴史を調べればわかります。光についての研究が進み、それがもつ病気の改善効果について科学的な解明がされると信じています。

第3章

光線治療の科学的根拠

第1節

細胞が支える生命活動

1．人は生かされている

私たちの心臓や腎臓、肝臓など多くの臓器は、私たちが就寝しているときにも活動を続けていて、休むことはありません。心臓は休むことなく鼓動を続け、全身に血液を送り届けています。心臓や腎臓などのさまざまな臓器のはたらきによって生命は維持されていますが、意識的には活動を止めることも動かすこともできません。人の生命活動は、意識とは全く別のところで制御されています。例えば、息を一時的に止めて、酸素が肺に行くのを止めることはできますが、すぐに苦しくなってきます。息を止めると血液中の二酸化炭素の濃度が上がり、呼吸中枢を刺激するからです。生命を維持する一連の反応は、人の意志によってなされるものではありません。このような、人の意識によらない神経系のはたらきを自律神経系といいます。

一方、手を動かすなどの動作をするときは、人が意識して大脳皮質から手の筋肉に指令を出しています。このように人の意識が関与するはたらきを体性神経系といいます。

2．血液を送り続ける心臓

心臓が収縮を繰り返すのは、心臓の右心房付近にある洞房結節《どうぼうけっせつ》というところから一定の間隔で心臓の筋肉を動かす電気的刺激が発せられているからです。心臓の筋肉は電気的な刺激を受けると収縮し、刺激が治まると弛緩します。筋肉が収縮と弛緩を繰り返すことで、心臓は全身に血液を送りだすことができます。

その他心臓には、血液の逆流を防ぐための弁としてのはたらきがあります。心臓がポンプの機能を維持するために、さまざまな細胞組織が集まってはたらいています。

心臓には左右に2つのポンプがあります。それぞれのポンプが1分間に70回の拍動を繰り返すと仮定すると、1時間で4200回、1日で10万800回、1か月（31日間）で312万4800回、1年（365日間）で3679万2000回、80歳までに約30億回もの収縮を繰り返しています。心臓が1回の拍動で約70ccの血液を送りだすとすれば、80歳までに約21万トンもの血液を送りだします。2500トンの水量の競泳用プール約84杯分の血液を送りだしていることになります。大きな故障もしないで働く心臓ですが、人がつくることはできません。心臓は小さな細胞が集まって組織をつくり、器官を形成し、統一された動きを繰り返して人の生命を支えています。

3．水素イオン濃度を弱アルカリ性に保つ血液

心臓から送りだされた血液は、体中をくまなく循環して各細胞に必要な酸素と栄養素を届けます。血液中の赤血球に含まれるタンパク質のヘモグロビンが、肺で酸素と結び付き、酸素を各細胞組織まで運びます。細胞中のミトコンドリアがエネルギーを作るのには酸素が必要です。

ヘモグロビンは酸素の少ない場所では酸素を放出する性質があり、酸素と交換に、ミトコンドリアのエネルギーの合成によって発生した二酸化炭素を赤血球に取り込み、肺まで運びます。赤血球に取り込まれた二酸化炭素は、赤血球中の酵素のはたらきによって、水と反応して炭酸になります。炭酸は炭酸水素イオンと水素イオンに分かれ、炭酸水素イオンのほとんどが血しょうに溶けた状態で肺に運ばれます。肺では、血しょうの中で、炭酸水素イオンと水素イオンから炭酸がつくられ、炭酸が二酸化炭素と水に分かれます。そして肺胞から二酸化炭素が排出されます。

二酸化炭素が赤血球にたくさん取り込まれるほど、血液中の水素イオン濃度は上がり、酸性になります。逆に、肺から二酸化炭素が排出されるほど、血液中の水素イオン濃度は下がり、アルカリ性に近づきます。生体は、赤血球による二酸化炭素の取り込みと、肺胞からの排出によって、血液の水素イオン濃度（pH）を7.40の弱アルカリ性に保っています。

4．細胞小器官と生命活動

細胞の中にはミトコンドリア、リボソーム、リソソーム、ゴルジ装置、小胞体、中心体などの細胞小器官が存在しています。小胞体に付着したリボソームが遺伝子のもつ設計図に従ってタンパク質を合成します。ミトコンドリアは細胞小器官が必要なエネルギーを産生しています。

リボソームにタンパク質を合成するための設計図を運んでくるのがメッセンジャーRNAです。リボソームは設計図を受け取ると内容の読み取りにかかります。設計図にはアミノ酸の配列ばかりではなく、そのタンパク質の行先まで書かれています。できあがったタンパク質は、細胞の外へ出されるもの、リソソームの中に入るもの、細胞膜の膜タンパク質になるものなど、行先別に送りだされます。

細胞質に浮遊しているリボソームは、ミトコンドリアや核など、細胞自身が活用するタンパク質を合成しています。人体では、20種類のアミノ酸が目的に合わせて数十〜数百個以上結合し、10万種類のタンパク質ができています。アミノ酸の並び方や順序を変えることで、はたらきや機能の異なるタンパク質が合成されます。

リボソームがメッセンジャーRNAの情報を読み間違えて、アミノ酸配列の間違ったタンパク質をつくることもあります。正しく機能しなくなった老化したタンパク質や細胞小器官もあります。細胞内に溜まった異常なタンパク質や細胞小器官は効率よく取り除く必要があります。

細胞は私たちの社会の縮図のようなはたらきをしています。身体の各臓器が連携して生命が営まれるように、細胞内では細胞小器官が連携して生命活動が営まれていまます。

第2節

細胞小器官ミトコンドリア

1．原核生物が誕生

原核生物が誕生したのは、おおよそ38億年前のことだといわれています。その後2種類の原核生物が融合し、単細胞の真核生物が生まれ、さまざまな機能をもったバクテリアなどの生物を取りこむことで共生を始めて進化してきました。取り込まれた生物は宿主の核の遺伝子に組み込まれていきます。進化とは、体内に取り込んだ生物を、宿主の遺伝子に組み込んで変化を繰り返していくことです。

人のもとになる真核生物も同様、進化の過程でバクテリアやウイルスなどと共生を始め、自己の遺伝子に共生生物の遺伝子を取り込み進化していきました。

単細胞から進化して複雑な機能をもつ分化が進むと、大きなエネルギーを必要とします。エネルギーをつくるミトコンドリアを真核生物が取り込み、共生することがなければ、人類はここまで進化することはできなかったと思われます。

人の細胞は、普通は直径10μm（マイクロメートル）から50μmの球形をしています。1mmの1000分の1が1μmです。細胞は1mmの100分の1～20分の1の大きさです。細胞を100個並べると1～5mmになります。

細胞小器官であるミトコンドリアの直径は約2μmの大きさで、各細胞に200～2000個あります。肝細胞には2000個を超えるミトコンドリアが存在します。肝臓にはおよそ3000億個の細胞があるので、肝臓のミトコンドリアの総数はざっと600兆個になります。ミトコンドリアは細胞の中を活発に動き回り、形を変えて活動をしています。

人には細胞がおよそ60兆個あり、肝臓、腎臓、筋肉、脳など、活動が活発な細胞にはより多くのミトコンドリアが存在します。ミトコンドリアは細胞質の約40パーセント、人の体重の約1割を占めていると概算されています。

2．真核生物に取り込まれたバクテリア

地球上に30～25億年前に大繁殖したシアノバクテリア（藍藻《らんそう》）という、酸素発生型光合成を行う原核生物が、酸素を大気に大量に放出して現在の酸素を含む大気ができました。

そして約20億年前に、真核生物がプロテオバクテリアという原核生物を細胞の中に取り込み共生を始めました。取り込んだ真核生物の中で、プロテオバクテリアはミトコンドリアへと変化をします。ミトコンドリアを取り込んだ宿主はそこから動物や菌類へと進化していくことになります。

ミトコンドリアはATP（アデノシン三リン酸）を合成する細胞小器官です。二重の袋で、内幕はひだ状に折れ込んでクリステという突出物をもちます。クリステ上に並ぶ酵素群のはたらきで、糖分子の酸化エネルギーを用いてATPを産生します。

約10億年前にミトコンドリアを取り込んだ真核生物がさらにシアノバク

テリアを取り込み、シアノバクテリアが葉緑体へと変化したと考えられています。

植物の葉の葉緑体では水と二酸化炭素を取り込み、光エネルギーが水の分子を分解して水素原子（H_2）をエネルギーにし、二酸化炭素から有機物を合成します。不要になった酸素は空気中に放出されます。この一連の流れを光合成といいます。

光合成によって合成された有機物の一部は成長のために使われるために細胞外に出されます。細胞内では光合成によって合成された有機物をミトコンドリアが酸素とともに取り込み、呼吸によって発生したエネルギーを利用して、生命活動に必要なエネルギーATP（アデノシン三リン酸）を産生します。

動物は、植物など他の生き物がつくった有機物を食事によって取り入れ、取り入れられた有機物と酸素をわずかずつ燃やして得たエネルギーを使って、ATPを合成します。

なお、植物の成長には赤と青の可視光線が大きな役割を果たしています。赤と青の光は葉の中に取り込まれますが、取り込まれなかった緑色の光が外に出されることで、私たちの眼には植物の葉が緑に見えます。では、植物に緑の光は必要ないかといえば、そうではありません。植物の葉の表面から入った緑色の光は、葉のさく状組織の内側で何回も反射されて有効に活用されています。少しの緑色の光で十分足りると考えられています。

3．宿主がミトコンドリアのDNAを取り込む

先にお伝えしたように、細胞はとても小さく1mmの100分の1～20分の1の大きさです。細胞は小さすぎて肉眼では見ることができません。細胞の中の細胞小器官はさらに小さな存在です。人の細胞の中のミトコンドリアのDNAは、宿主のDNAとは別に母方のDNAが代々子に受け継がれ

てきます。細胞の核のDNAとは別にミトコンドリア自身も独自のDNAをもっています。

ただ、ミトコンドリアの遺伝子情報は、長い年月の間にその一部が核のDNAに取り込まれ、核の遺伝子によって支配を受けています。

また、細胞内のミトコンドリアは勝手に分裂して増殖することができません。ミトコンドリアを取り込んだ宿主の遺伝子の支配を受けます。ミトコンドリアが増えすぎて混乱を起こすことを回避するためです。

細胞小器官は宿主によってコントロールされ、細胞内の秩序が維持されていきます。細胞内で共生して生きていくために宿主から一部の活動が制限を受けます。

4．エネルギーを蓄える小さな粒

ATP（アデノシン三リン酸）とADP（アデノシン二リン酸）が、1つのP（リン酸）をやり取りするときに発生するエネルギーによって生物の生命が維持されています。

ADP（アデノシン二リン酸）は、アデニンとリボースが結合したアデノシンに2つのPが結合した化合物です。2つのリン酸にもう1つのPを結合させるときにエネルギーが必要になります。そのときに必要なエネルギーは、食事によって取り入れられた有機物と肺から取り入れた酸素を燃焼させたときにできたエネルギーが使用されます。エネルギーがPを1つ加えたことで、ATPにエネルギーが蓄えられます。

ATPが3つのPのうち1つのPを切り離すときに、エネルギーが放出されます。Pを1つ切り離したATPは、エネルギーを放出してADPになります。切り離したときに放出されたエネルギーが、人間の活動のもととなるエネルギーになります。ATPは生命活動に必要なエネルギーをもった粒です。生命の維持に必要なATPのことを「エネルギー通貨（共通通貨）」と呼ぶこともあります。

基礎代謝レベルでも、人間は毎日、自分の体重相当のATPを合成し、同じ量だけATPを分解しています。

第3節

ミトコンドリアが関係する病気

1．ミトコンドリアの活動低下がまねく病気

生命活動に必要なエネルギーを産生しているのが細胞小器官のミトコンドリアであるということは前に書いた通りです。体温はミトコンドリアが作り出しています。それと同様にミトコンドリアの活動は体温の影響を大きく受けることを意味します。体が低体温にさらされ、ミトコンドリアが体温の産生に傾注するときには、ミトコンドリアはエネルギー物質であるATP（アデノシン三リン酸）の産生ができなくなるからです。

低体温によってミトコンドリアのはたらきが鈍ると、常在菌の活動を抑えていた白血球のはたらきが落ちます。常在菌が腸扁桃からリンパ組織に入り込み、やがて動脈血に入って全身を駆けめぐり、さまざまな組織や器官の細胞にばらまかれることになります。低体温によって、腸の常在菌が全身の皮膚と皮下組織に広がって炎症を起こします。自己免疫疾患は、ミトコンドリアのはたらきの低下が関わっているのではないかと考えられています。

自己免疫疾患の治療に免疫抑制剤を使用すると一時的に症状が抑えられますが、正常な組織の免疫細胞のはたらきまで抑えてしまうため、感染症やがんにかかりやすくなるという危険にさらされます。

2．ミトコンドリアのエネルギー不足による病気

日本人の死亡原因では、がんに次いで多いのが心臓病で、心臓病の中で最も多いのが心不全です。心不全は、心臓のはたらきが落ちて息切れやむくみが起こり、だんだん悪くなって生命を縮める病気です。心不全によって年間8万人余りの人が亡くなり、5年生存率は5割程度と報告されています。心不全の生存率は胃がんのステージⅢの5年生存率と同程度です。

心不全の原因として多いのは心筋梗塞、次いで多いのは高血圧とみられています。弁膜症、心筋症、不整脈などの心臓病も原因となります。動脈硬化を引き起こす糖尿病、脂質異常症、加齢なども心筋梗塞のリスクになります。

心不全は心臓のはたらきが落ちることで発症します。心臓の機能を支えているのは心臓の細胞です。心臓の病気は細胞の機能低下がまねく病気です。

例えば降圧薬の服用により、動脈硬化によって血管が破れる危険性は低くなりますが、血管壁への圧力低下によって各組織の細胞に十分な酸素が行きわたらなくなります。するとミトコンドリアの酸素不足によって心臓のはたらきに支障がでます。心臓の細胞でエネルギーの産生を担当しているのはミトコンドリアだからです。ミトコンドリアへの酸素の供給不足により、さまざまな症状が現れてきます。

医薬品には表の顔と裏の顔があります。長期連用すると裏の顔が幅を利かすようになります。救急救命など、生命の危険が迫っているときには西洋医療が選択肢ですが、免疫が関わる病気や生活習慣病では、治療すると

きに優先すべきことは「細胞の健康をいかに健全に保つか」ということです。

心不全の症状を改善するには、細胞のミトコンドリアのはたらきを正常に保つことにつきます。もちろん医師も、血圧を下げることですべてが解決できるとは考えませんが、「まず、血圧を下げよう」と対処し、血圧が安定すれば、薬の効果を認めて、そのまま服用を継続させます。患者さんも、降圧薬を服用していれば安心です。でも、実際は細胞が弱っていくのを早めることになります。

3．自然治癒力を高めるミトコンドリア

現代医学では健康状態を観察するとき、項目ごとに計測した数値が標準の数値に当てはまっているかいないかを目安にしています。標準的な数値から外れたものは、生活習慣の改善によって改善しなければ、医薬品によって数値目標に収めようとします。しかし、治療に使用する医薬品は対症療法であって、症状の根本的な改善にはなりません。

長期にわたって医薬品を使用すれば副作用が現れます。服用する医薬品の種類が増えれば、医薬品の相互作用によってさらに副作用が増幅されます。

医薬品を服用している場合、健康診断によって得られた数値は健康を証明するものではありません。医薬品の効果を計ることになり、数値が改善されなければさらに医薬品が増やされます。体にとっては決して好ましいことではありません。

最近の話ではありませんが、麻疹（はしか）が流行しているときに、風邪と誤診され、解熱剤の使用によって子供さんが亡くなりました。

解熱剤によって体温が下がり、ミトコンドリアの機能低下を招き、病原菌と戦う免疫力が低下します。病気と闘うのは病気の本人です。免疫のはたらきが抑制されるとウイルスが増殖します。病気に立ち向かうにはミトコンドリアを活性化させることが極めて有効な治療法だということが理解

できます。

4．細胞のはたらきの軽視がまねく現代病

医薬品によって症状が改善されても、ミトコンドリアのはたらきが改善されないことには根本的な解決にはなりません。現代医学は、ミトコンドリアの活動や細胞のはたらきを軽視してきました。人は細胞の塊であり、細胞のはたらきを阻害する物理的、化学的、エネルギー的な偏りが生じることで症状が出現してくると考えれば、手術によって病巣を切除する、薬によって異常な細胞を取り除くなどの、旧来の医学的な手法を考え直すことが必要になります。

MRIやCTで病気の患部は見つけることができても、患部の症状がなぜ、どのような要因によって生じたのかを究明することは困難です。対処法も旧態依然とした切除、化学療法、放射線に留まっている現代医療には限界が見えてきました。現代医学が力を発揮するのは救急救命医療の分野です。

医師は、その人が病気にならなくては治療を始められない。本来の医療は、病気を未然に防ぐことが目的です。

現代医学では治療法が見出せない病気も出現してきています。自己を守るべき免疫が誤って自己の組織を攻撃してしまう病です。自己の免疫が暴走を始めた原因をたどっていくと、みえてくることがあります。低体温、睡眠不足、陽光不足、抗生物質の不適切な使用、繊維質不足の食生活などの生活上の問題です。

低体温、陽光不足の状態では細胞小器官のミトコンドリアがはたらきを落とします。ミトコンドリアが必要なエネルギーを十分産生できなくなります。空気中には多くの病原菌が浮遊し、ウイルスも浮遊しています。腸内には1000種類、100兆個の細菌がいます。免疫のはたらきを制御できない事態になれば、外部から侵入する細菌や腸内の細菌が自己を攻撃し始

めることも考えられます。

また、腸内には人の免疫細胞の70%が住みついていますが、免疫細胞の暴走を止めることに腸内細菌のはたらきが関与していることが、最近の研究によって明らかになってきています。免疫細胞を教育する腸内細菌のはたらきが弱ると、腸内で免疫細胞への教育が不十分なまま、免疫細胞が血液によって全身に運ばれることになります。それにより自己の免疫が自己の組織を攻撃する、異常な免疫細胞による症状が現れると考えられます。

なお、私たちが普段口にする食品には抗生物質、保存料、合成甘味料、残留消毒薬、色素など多くの化学薬品が使用されています。それらの化学薬品は個別には安全性が確かめられていますが、多くの食品を毎日口にしたら危険だとわかります。

5. 抗生物質が効かない耐性菌の出現

病気とは、細胞が何らかの異常によって正常なはたらきが失われた状態です。

細胞内の細胞小器官による活動が正常に戻り、ミトコンドリアがエネルギーを正常に供給できるようになること、つまり、細胞内の環境を整え、細胞小器官が本来の活動を取り戻すことを援助するのが医療の役目です。

抗生物質は細胞を破壊する毒素を出す病原菌を死滅させて、細胞を窮地から救い出すはたらきをします。細菌が増殖して細胞が攻撃され、瀕死の状態になったとき、抗生物質は増殖した細菌の発育や機能を抑制して、その繁殖を阻害することができます。

この抗生物質の出現によって、あらゆる病気が治る時代が来ると考えられていましたが、事はそう簡単ではありませんでした。抗生物質に対して耐性をもった細菌が新たに出現すると、抗生物質が細菌に対して効かなくなります。そして、新たな抗生物質が開発され、さらに開発された抗生物質にも耐性菌が出現します。際限なき抗生物質と耐性菌とのせめぎあいが始まりました。

医療の進化に伴って新しい病気が出現し、人々を苦しめます。病気もまるで生き物のように進化します。終わりのない医療と原因不明の病気との戦いが続きます。まさに今、「現在の医学では治療法が見つからない、治らない」という難病が何百も出現しています。現代医療の限界が見え始めてきました。

6．万能ではない手術と免疫抑制剤

手術によって異常な細胞の塊を切除すれば、組織を正常な活動に戻すことができると考えられますが、手術によって一時的に症状は改善されても、細胞の異常行動のもとになった環境を正さなければ根本的な解決にはなりません。組織の異常行動には何らかの理由があります。環境そのものを放置して、異常を起こした組織の一部を切除しても、すべてが改善されるということはありません。

全身性エリテマトーデス、血管炎、リウマチなど免疫疾患の治療には、免疫抑制剤を使った免疫抑制療法が行われます。免疫抑制剤は正常な免疫のはたらきを抑えます。免疫抑制剤の使用により一時的に症状の改善はみられますが、それは病気を完治させるものではありません。むしろ正常な免疫のはたらきを弱めるため、慢性の自己免疫疾患の治療に長期に渡って免疫抑制剤を使用することは、副作用としてがんや感染症にかかるリスクを高めます。

7．多発性硬化症の発症に腸内細菌が関与

免疫には免疫寛容という自己の組織を攻撃しない仕組みが備わっていま

すが、免疫細胞が過剰に活性化すると暴走を始め、自己の組織を攻撃するようになります。アレルギー症状や自己免疫疾患は、本来、攻撃する必要のない自分の細胞を免疫細胞が攻撃する病気です。

日本で今急増している「多発性硬化症」という病気は、免疫細胞が脳の細胞を攻撃してしまうという難病です。手足のしびれから始まり、症状が進むと歩行困難や失明などの恐れもあります。この病気の患者さんの便を調べたところ、腸内に100種類いるといわれているクロストリジウム菌の中で、ある種類の菌が減少していることが突きとめられました。そして、その減少が多発性硬化症だけでなく、重症のアレルギーにも関与していると考えられています。

8．腸内細菌の訓練場パイエル板

腸には、食べ物だけでなく細菌やウイルスなどさまざまな病原体が口から取り込まれます。腸では、体中の免疫細胞のおよそ70%にあたる大量の免疫細胞を、栄養や水分を吸収する腸の壁のすぐ内側に密集させ、それら病原体の侵入に備えています。

腸の中には、全身から寄せ集められた免疫細胞に対してウイルスや病原菌との戦闘能力を高めるための訓練する場所があります。そこはパイエル板と呼ばれます。パイエル板は、複数のリンパ濾胞《ろほう》が集まった集合リンパ小節であり、小腸の壁の一部に存在する平らな部分です。パイエル板の表面には、腸内を漂うさまざまな細菌やウイルス、食べ物のかけらなどの異物を、わざわざ腸の壁の内部、体内に引き入れるための入り口が用意されています。

腸で訓練された免疫細胞は、腸での守りを固めるだけでなく、血液に乗って全身にも運ばれ、体中の各所で病原菌やウイルスの侵入を阻止するためにはたらいています。

9．免疫細胞の暴走を抑える酪酸

大阪大学特任教授の坂口志文氏（現、大阪大学栄誉教授）によって、免疫細胞が自己の細胞に過剰な攻撃を始めたときに、その暴走を抑えるブレーキの役目をする制御性Ｔ細胞のはたらきが確認されました。

制御性Ｔ細胞は、腸内細菌の一種であるクロストリジウム菌のはたらきによって、腸内でつくりだされます。

食物繊維を多く含んだ食品を摂取することで、クロストリジウム菌などの腸内細菌が増えて、腸内で酪酸をたくさん放出します。酪酸は腸の壁を通ってその内側にいる免疫細胞に受け取られます。酪酸によって免疫細胞が制御性Ｔ細胞に変身して免疫の暴走を抑えます。

10．自然との共存を軽視して難病が出現

手術、医薬品、放射線などでは根治できない病気があります。対症療法によって治療ができない難病に指定されている病気が300以上あります。現代医学の限界が垣間見えてきます。

医学は化学薬品、手術の進歩だけでは解決できない分野です。人体は腸内細菌や免疫のはたらきによって支えられています。人は太陽などの自然の恵みによって生まれ、生かされていることを考えれば、自然と共存していくことが求められても不思議はありません。難病はなぜ生まれたのか。それは、人間が太陽の恵みや腸内細菌のはたらき、免疫など、もともと人に備わっている自然の力を軽視し、新薬の開発、最新の検査機器によって病気を征服しようという妄想を抱いてしまったことにあると考えます。

『内臓が生みだす心』などの著作で知られる西原克成医学博士は、光のエネルギー摂取不足、食生活の欧米化、化学物質、呼吸法、骨休めしない生活など、健康をゆがめている生活習慣を改めることによって免疫病は改善されると言っています。

現代病の多くは光エネルギーの不足によっても生じていると考えられます。光と細胞、光と免疫との関係を理解すれば、多くの現代病の症状の改善ができると考えます。医療の専門家でなくても、誰もが光による自然治癒の恩恵にあずかることができます。

11．光の作用によって症状が改善する

皮膚表面に当たった光の刺激が皮膚の真皮にある神経細胞まで届き、光のエネルギーが神経によって電気エネルギーに変換されて伝達され、それにより体中に張り巡らされた自律神経が刺激され、その自律神経のはたらきによって、内臓の症状から精神的な症状まで改善されるという考え方があります。

赤外線、可視光線、紫外線は波長によって人体への作用が異なりますが、人体に入った光が共振、反射、透過することによって、体内のミトコンドリアなどの細胞小器官の活動を盛んにさせます。血行を改善します。痛み物質を分解します。健康の維持に必要なビタミンを合成します。

紫外線は皮膚に化学変化を起こしてビタミンDを産生します。赤外線は皮膚を温めて血行を促進します。

可視光線に含まれる赤は赤外線に近いので、赤が強いほど赤外線のはたらきに似てきます。胆石症・子宮がん・切り傷・変形性膝関節症・熱傷・慢性関節リウマチ・五十肩・急性中耳炎などの症状を改善する効果が認められます。温熱作用、痛みを抑える作用、炎症を抑える作用、解毒する作用などの疾患改善効果が認められます。

青は紫外線のはたらきに近いので化学的な作用が強く現れます。肋膜炎・紅斑性皮膚結核・腎性浮腫・心性浮腫・脱毛・高血圧、百日咳など皮膚症状や循環器の症状の改善が見込めます。

緑の光は深部作用が得られ、痛みを伴わない疾患、高血圧、呼吸器、喘息などの症状に使用されます。

米ボストンの研究で、片頭痛患者69人にさまざまな色の光を当てた結果、青色の光では頭痛が悪化したのに対し、狭いスペクトルの弱い緑色の光を当てると光過敏症（片頭痛の特徴の一つ）が有意に軽減したという報告があります。緑色の光により片頭痛の痛みが約20%軽減することができたという症例報告もあります。

12．体内に入った光の作用

近赤外線は、皮膚表面から2～6mmの深さまで浸透します。一方、遠赤外線のもつエネルギーは皮膚表面から約0.2mmの深さでほとんど吸収されますが、遠赤外線の振動数によって共振した皮膚表面の水分子が、共振動によってより深くにある水分子を揺り動かし、皮膚の奥深くまでエネルギーが伝えられます。

紫外線の場合は、皮膚表面のタンパク質が紫外線によって共振しても、皮膚表面から深くには共振動が伝わりません。

体の中では、光が水の成分と共振すると体の深くまで光のエネルギーが伝えられます。水や皮膚の分子を構成する電子と光の光子の関係を考えると、共振だけではなく、体の中で電子が光を捕えたり、跳ね返すなど、科学的、物理的な作用によって有効に利用されていることもうかがえます。

晴れた日の太陽光から降り注ぐ光子の数は1mm^{2}あたり1秒間に1000兆個です。数分間、日光に当たれば皮膚の中に莫大な数の光子が降り注ぎます。皮膚から人体に入った光の効果によって、さまざまな化学反応が起こります。体の奥まで入った光は炎症反応を鎮める、温める、血流を改善するなどの作用をします。

病気の改善に効果のある可視総合光線を使用して治療する光線治療について理解するには、光の電磁波としての性質を理解することが必要です。

光については解明が進んでいない未知な部分も多くありましたが、近年、光の研究は進んできています。なかでも、病気の改善と光との関連に注目して、光のエネルギーによって健康を維持する方法にかかる研究は重要性を増してきています。

第4節

光の電磁波としての性質

1. 光は電波と同じ電磁波の仲間

光と電波は周波数や波長が異なりますが、ともに電磁波の仲間です。電磁波とは、電場と磁場を交互に振動させながら進むエネルギーの波のことです。電気的な力と磁気的な力の両方を兼ね備えています。電気が流れると磁場が発生し、磁場が発生すると電気が流れます。

電磁波は波の性質をもち、波の山から次の山までの長さを波長といいます。1秒間に電磁波の波が何回振動するかを表したものを周波数といいます。電磁波は周波数や波長の違いによって電波にもなり光にもなります。周波数が少ない（波長が長い）方から順に電波・マイクロ波・赤外線・可視光線・紫外線・エックス線・ガンマ線に分類されます。

可視光線から離れ周波数が高くなると、波長は短くなりエネルギーが大きくなります。紫外線に長時間さらされると皮膚や人体は大きなダメージを受けますが、それは波長の短い紫外線の発するエネルギーが大きいからです。

2．目で見ることができる可視光線

太陽からの可視光線は、暗闇を照らすことなく暗黒の中を約1億4960万kmの距離を進み、時間にして約8分間で地球に届きます。地球に届いた太陽光には可視光線が約52%、赤外線が約42%、紫外線が5～6%含まれています。

電磁波の仲間のうち、私たちが眼で見ることのできるのは可視光線です。人により見える範囲は多少異なりますが、一般的に光といえば可視光線のことを指します。可視光線は波長の範囲がおおよそ380～810nm（ナノメートル）の電磁波です。1nmは1mmの100万分の1です。人間の髪の毛の太さは0.05～0.08mmということなので、髪の毛の太さの100分の1程度が光の波長ということになります。

可視光線の中で最も波長の短いのは紫（380～430nm）です。順に、青（430～490nm）、緑（490～550nm）、黄（550～590nm）、だいだい（590～640nm）、赤（640～810nm）となります。

人間がどうして可視光線だけが見えるかといえば、太陽から地球に届く電磁波のうち、可視光線が見えるように生物の目が進化し、同じように人間の目が進化してきたからだと考えられています。

人の網膜の視細胞では、錐体の中のタンパク質ヨドプシンによって色が認識されます。人間の網膜にある錐体は青・緑・赤の3種類の錐体によってすべての色を認識しています。

3色の光の強さが等しく強いときには白色光となります。

なお、光の通り道は本来確認することはできません。映画館で映写機から出た光の通り道が光って見えるのは、映画館内の空気中のほこりや煙などに光が反射したからであり、空気中にほこりなどがなければ光の通り道はわかりません。暗闇を通った光は、スクリーンに届き反射したときに初めて光として認識されます。

3．光を理解する

赤外線、紫外線、可視光線は光です。光は電磁波です。電界と磁界とが交互に現れて進んでいきます。空気などの媒体物がなくても伝わっていくことができます。光の速度は秒速30万kmです。1秒間に地球を7周半もできます。

光と音に共通点があります。光も音も物体ではありません。音は速さを失えば消えていきますが、同様に光も速さを失えば消えていきます。

光が進んでいく姿はたとえ暗闇であっても確認することができません。磁界と電界を交互に生じて進む電磁波といっても、私たちが五感によって確認することはできません。そう理解するか、観測機器を使用して光の実態を捉えていくしかありません。音を聴くことはできますが、目で音を見ることはできません。光も音も波長だといわれても、波長を直接目で見ることはできません。

光は手で触っても電気のように刺激はありませんが、可視光線が当たった場所は目に見えます。紫外線と赤外線も目には見えませんが、赤外線が当たっている場所は温かさを感じられます。紫外線が長時間皮膚に当たると皮膚が赤くなります。

音が光と異なるのは、音は空気などの媒体がないと伝わりませんが、光は真空中でも伝わっていくという点です。それと光自体は目に見えませんが、光の当たった物体が反射した光を色として目で知覚できます。音は目では確認できませんが耳で直接聞くことができます。

光も音も私たちはその一部分しか見たり聞いたりできません。光でいえば人が目で見ることができるのは可視光線の部分だけです。同じように、人により聴くことができる音域には差があります。周りに飛び交っているすべての音を聞くことはできません。

4．光の三原色が等しく明るさを増すと白色光になる

手作りした分光器を利用して、晴天時の日中の太陽の光を分光すると、3色の太陽のスペクトルを観察できます。太陽のスペクトルは赤、緑、青の三原色の割合が等しく、3色の色の境目が明瞭ではありません。各3色とも色が明るく少しぼんやりして見えます。日中に何度か観察してみましたが結果は同じでした。太陽の光が地球に届くまでに、大気によって可視光線が吸収や分散を受けることが影響していると推測されます。

白いスクリーンで太陽光を受けると反射光は透明であり、人の眼には白色光とし認識されます。快晴の日、日中の太陽光から降り注ぐ光がまさにそうです。太陽光は赤、緑、青の3色の割合が等しく、白いスクリーンに映る太陽光線は無色の白色光になります。

太陽光の赤、緑、青の3色の強さが異なった場合、反射されて見える色が異なります。青が強ければ青が強調されます。赤の割合が多く含まれた光は、赤が強調されて目に見えます。

可視光線に含まれる三原色の割合が異なると、光の化学的な作用が異なります。光の割合が異なっていれば、地球上の生物の進化にも大きな影響を与えたと考えられます。

朝、太陽が昇る前、光が何もないときの状態は暗闇です。何も見えません。可視光線の赤・緑・青の3色の強さがすべて等しく0（ゼロ）に近い状態のときです。私たちの目は物に当たって反射した光を見ているので、太陽の光がなければ、物の存在を確認することはできません。

薄明かりが差すと、弱い光が物に反射してうっすら周囲の状況が認識できるようになります。この状態は、まだ太陽の光が非常に少ない状態です。

周囲のものは黒に近い灰色に見えます。灰色に見えるのは、赤、緑、青の3色の光の強さが等しく弱い状態です。徐々に日差しが強くなり赤・緑・青が明るさを増すと、周囲の様子はより灰色に変化して、さらに光が明るさを増すと、周囲のものが明瞭に色として認識できるようになります。夏の晴天の日では、日中は7万ルクス以上の明るさがあります。木陰でも1万ルクスの明るさがあります。

5．太陽光の恩恵による生命活動

木々の葉が緑色に見えるのは、葉が赤と青だけを吸収し緑を吸収しないので、反射された緑が目に届くからです。ただ、長波長の緑は植物の成長に必要な光であり、葉の中で効率よく反射して使用されています。

植物の種子は重力を感じて根は下に伸び、子葉は光を感じて明るいほうに伸びます。植物の種類にもよりますが、子葉に光を与えないと枯れます。植物の成長に必要な光は、これも植物の種類にもよりますが、長波長の赤と緑の光です。一方、花の色を良くし、果実の香りを良くするのは、短波長の青などの可視光線と紫外線の作用だと考えられています。

物体が明るい可視光線の3色をすべて吸収すると、なにも反射されないので目には黒い物体に映ります。太陽光に含まれる3色がすべて等しく反射されると白色として認識されます。

血管が灰色に見えるのは、皮膚に当たった赤、緑、青の可視光線のうち、吸収されずに反射された緑と青の光線が、血管まで届いて反射された赤い光と合わさり、赤と緑と青の比率が同じで明るさが小さくなるからです。

地球上にあるものはすべてが太陽の恩恵によって存在しています。あらゆるものが必要な光を吸収し、光を選択する術をもっていて、生命活動をしています。

6．空が青く夕焼けが赤いのはなぜ

可視光線では、波長の長い赤い光線は吸収されやすく、散乱されにくいですが、波長の短い青い光線は吸収されにくく、散乱されやすいという性質があります。

大気中の太陽光のうち、波長の短い青い光線は散乱されやすいので、大気中で散乱された青い光によって空が青く見えます。夕焼けが赤く見えるのは、空気中で散乱されにくい赤い光線が遠くまで届くからです。夕焼けが赤く見えるのはそのためです。

7．水中で遠くまで届くのは青い光

海面や湖面から水中に入った太陽光は大気中とは異なった作用を受けます。水中では水分子の影響を強く受けます。赤い光線は、水中を10メートルくらい通ると、水中でほとんど吸収を受けて消えてしまいます。

水分子は酸素原子1つと水素原子2つからできています。この3つの分子は絶えず振動しています。その振動数はおよそ1秒間に100兆回の振動です。光は電磁波です。電磁波は、電場と磁場を交互に振動させながら進むエネルギーの波です。

水分子の振動数と一致した赤い光がやって来ると、水分子は赤い光を吸収します。青い光は赤い光の1000分の1ほどしか吸収されません。そのために、散乱された青い光によって水面が青色に見えます。

8．水に支えられる生命活動

人体は細胞によってつくられています。細胞が集まって心臓、腎臓、肝臓などの臓器がつくられます。各臓器は炭水化物、脂肪、タンパク質の他、多くの人工的に合成された有機物によってつくられています。

人体にある水分は体液とよばれ、細胞内に3分の2があり、3分の1は細胞外にあります。その一部は血液にあり、血液全体の半分が液体成分です。

細胞を内と外から補助しているのが水です。

細胞が生命活動に必要なエネルギーや有機物を合成し、血液やリンパ液は細胞内に必要な酸素や栄養素を運び、細胞の活動で生じた老廃物や二酸化炭素を排出するはたらきをしています。水が1～2パーセント欠乏すると意識障害が起こり、10パーセント欠乏によって生命を失うというほど、水は生命にとって重要なはたらきをしています。

水は一部の電磁波と共振します。水は人体と光の作用を仲介する大切な役割も担っています。

9．光が遮られる理由

透明なガラスを可視光線は透過します。ガラスは可視光線をさえぎることはありません。ガラスが可視光線をさえぎるとすれば、ガラスの反対側にある物は見ることができません。

ただ、ガラスは紫外線や赤外線の一部の光を通しません。それらはガラスに吸収され、ガラスの反対側に伝わりません。その理由は、赤外線の固有振動数がガラス分子中にある電子の固有振動数と一致していて、赤外線の光エネルギーが固有振動数が同じガラス分子を動かす熱エネルギーに変わり、ガラスを透過できないからです。

手は有機物でできていますが、これも光を通しません。手をかざせば、手の反対側を見ることはできません。なぜ、可視光線は有機物を透過することができないのかを考えてみます。電球から来た光が手の指を構成する分子に当たり、手の指の分子の中で電子が振動します。震動する電子からは光が発生します。電球から来る光と、手の指から出た光が打ち消し合い、電球から出た光が、手のひらの皮膚から出た光によって跳ね返されるため、皮膚の表面以外は何も見ることができないのです。

10．光はエネルギーをもった波動する粒

人体は有機物で作られているので可視光線を透過させません。ところが、暗くした部屋で、明るい電球に手をかざすと、手の指にさえぎられて見えないはずの反対側にある電球の光が確認できます。ということは、光の一部が指を透過したということになります。

光を電磁波、すなわち波動として捉えたときには、有機物を透過する光を合理的に説明することはできませんでした。しかし、光を粒子として捉えれば、光の一部が手を透過することを説明できます。

光を粒として捉えた場合、光の粒が多くなれば、目に入る光のエネルギーの粒が多くなり、明るく見えます。目に入る光のエネルギーの粒が少なくなると、目の神経に届く光の粒も少なくなります。エネルギーをもった光の粒子が少なくなれば暗くなります。目の神経を刺激する光の粒の数によって、明るさの感じ方が強くなったり弱くなったりします。光のエネルギーの粒は光子（フォトン）といいます。

光は波長が長くなるほど、吸収や散乱という光の波動性の影響を強く受けるようになります。波長が短くなるほど光は直進するという粒子性が強くなります。

有機物の内部に浸透した光子は、物質の原子や分子に次々に遭遇します。波長の長い光子ほど多重に散乱を受けて直進成分は急激に減少します。波長の短い光子は散乱を受けにくいため、進行方向は長波長の光子ほど均一化されず、直進成分が残ります。物体が薄い場合は直進成分の残っている短波長光子ほど物体を透過すると考えられます。

光線治療では、光は波動としての性質によって皮膚の表面で反射され、体の中に入ることはできず、光の当たる皮膚のごく表面で化学反応が生じる、と考えられてきました。しかし、光が光子としての性質を帯びると体

内に浸透できることがわかるようになり、今まで光の波動としての性質では説明ができなかった光の作用についても説明ができるようになりました。

光子が体内に浸透すると、物質に化学反応のきっかけとなるエネルギーを与えることができます。

光子の数が少ない弱い光では、体内の化学反応に必要な十分な量のエネルギーは得られません。2500ルクスは必要だといわれています。日中の木陰でも明るさは1万ルクスあります。光子のエネルギーを得ることで物質の中で化学反応が始まります。

11．原子の隙間《すきま》を透過する可視光線

人間は有機物であり、水、金属など多くの物が集まった集合体です。人間を構成する物質の一つ一つは原子の集合体です。原子がどのようなものかといえば、原子の中心部には陽子と中性子が納まっている原子核があり、その原子核の周りを電子が周回しています。

炭素は有機物、生命体の多くにみられますが、炭素の原子の直径は1.5Å（オングストローム）＝0.00000015mmです。1.5mmの1000万分の1です。炭素原子1000万個を一列に並べると1.5mmになります。

原子1つは極めて小さな存在ですが、原子核の大きさを東京ドームに例えると、電子の大きさは野球ボール大の大きさです。野球ボール大の電子は東京ドームから想像を絶するはるか彼方の500km先の大阪の辺りを飛んでいます。質量はというと陽子が1.673×10^{-27}kg。中性子が1.675×10^{-27}kg。電子が9.109×10^{-31}kgです。陽子、中性子と電子の質量は約1800倍も違います。

原子の核子と電子の間がこんなに離れていると、電子はどこかに飛んでいかないかということが心配になりますが、原子核と電子との間には電気磁気力が働いているので形を保っています。

光を波動として捉えたときには光は有機物を透過できませんが、光の粒、光子（フォトン）として捉えたときには、光子は有機物の原子の中を簡単にすり抜けることができます。なぜなら、電子はマイナスの電荷(電気力)をもつ、質量をもった物質ですが、光子は物質ではありません。光子は電荷（電気力）をもちません。質量もありません。物質ではありません。光子は光の粒ですから常に時速30万kmという速度で、原子核と電子の非常に広い空間を通過していきます。原子核と電子の距離は、光子にとってはとてつもなく大きな空間です。

原子核と電子の空間に入ってきた微粒子の光子が、原子の中を通り抜けることは容易ですが、人体の有機物などの原子は膨大な数にのぼります。有機物の原子など、人体を構成するおびただしい原子が光子（フォトン）の行く手をさえぎっています。運よく、人体を透過した可視光線の光子が、網膜に到達すると光として認識されます。

12．物質に変化を促す光

電磁波である光は周波数の違いによって可視光線、紫外線、赤外線、エックス線、ガンマ線などに分けられます。光は他の物質に出合うとエネルギーを与えて物質に変化を促すはたらきがあります。

電磁波である光には波長としての性質のほか、光の粒、光子としての性質があることはお伝えしました。光子は一定の振動数で振動していますが、電荷（電気力）はありません。一方、物質を構成している原子はというと、一つ一つが陽子、電子という電荷（電気力）をもつ物質です。電荷を持たない光子は、物質の原子にエネルギーを与えて、物質の原子に変化を促します。

植物の光合成の始まるきっかけをつくるのも光です。光のエネルギーを利用して、2つの水分子が1つの酸素分子と4つの水素イオンと4つの電子に分解されます。分解によって生じた水素イオンのエネルギーを利用して、ATP（アデノシン三リン酸）とニコチンアミドアデニンジヌクレオチドリン酸という高エネルギー化合物が合成され、二酸化炭素から炭水化物が合成されます。

光子は物質に変化を生じさせると使命は終わります。物質の原子に光エネルギーを与えて物質に変化を促すことが光子の使命です。

光線治療では、可視光線の光エネルギーによってブラジキニン、プロスタグランジン、セロトニン、ヒスタミンなどの痛みを発生させる物質が分解されると、痛みが治まってきます。赤外線熱の温熱作用で血流を促して、痛みを起こす炎症物質を洗い流します。

免疫物質が過剰な活動を始めれば、光によって過剰な活動が制御されます。光は体内の異常を感知し、光の力で変化を促して病気を改善させます。光は病気を感知するはたらきと症状の改善を促す力とを合わせもっていると考えられます。

13．水分子を振動させる遠赤外線

赤外線は深部までとどき、温熱効果によって、患部の血流を改善して痛み物質を流して症状改善をする、と考えられてきました。しかし、最近の研究では「体の表面0.2mmの皮膚の表皮が、遠赤外線の波長の作用を受けて、水分子が振動して熱が発生すると、表皮で温められた熱が体の深部に伝わり、温まった血液やリンパが遠赤外線の振動を受けてサラサラになる。それにより血流やリンパの流れが改善される」と考えられています。

体内の動きにくい老廃物が遠赤外線の振動作用を受けて動きやすくなり、血流にのって排出されやすくなります。血流が改善されることにより、全身の細胞の代謝も改善されます。

東洋医学では血液の流れの滞った状態のことを「瘀血《おけつ》」と呼びます。血液は正常な状態ではサラサラしていますが、瘀血が生じると血液が粘度を増して血流に滞りを生じます。「痛みの多くは瘀血によって生じる」といわれます。

真冬に手が冷えて痛みを感じることがあります。冷たい風が耳に当たると耳に痛みを感じます。手足の指の血流が滞ると、凍傷(しもやけやひび)が生じて指先の患部が痛みます。同時に、内臓の血液循環の悪化は、さまざまな病気や症状を引き起こす引き金になります。

血液循環の障害による症状は血管にも及びます。血液中の酸素や栄養素が不足すれば、血管自体の炎症が引き起こされ、血管の弾力性が失われることになります。

遠赤外線が血液中の水分に作用して血液の粘性を改善させると、血液自体のはたらきが改善します。遠赤外線によって血液中の水分に熱が生じ、温熱効果によって血流が改善します。血流の改善によって、血管の炎症を鎮める効果が期待できるのです。

14．電磁波に共振した水分子によって熱が生じる

水分子は液体の状態のとき、ある程度自由に動くことができます。詰まった状態で周りの分子と弱く結びついいます。水分子は極性をもっているので、電磁波が当てられると、電磁波の振動によって向きを変えようとします。電磁波の振動が小さいときには、水は滑らかに回転して水分子に熱は生じません。電磁波の振動数が大きすぎても、水分子が電磁波の振動についていけずに振動しません。このときも水分子は熱を出しません。水分子の振動に似た電磁波がくると水分子が共振します。この作用は音でいう共鳴と同じです。

電磁波の振動が早すぎても遅すぎても、水分子は熱を出しませんが、そ

の中間の振動数であるマイクロ波が水分子に当たると、水分子が振動して大量に周りにある水分子を引きずって向きを変え、高温を発生させます。電子レンジに利用されるマイクロ波は、水分子が単体で振動するのではなく、多数の水分子が周りを引き連れながら向きを変え、そのときに、水分子が引きずられて摩擦を起こすことで加熱されます。マイクロ波の周波数は遠赤外線より低く、波長の長い電磁波です。マイクロ波の振動数は2.4GHz（ギガヘルツ）ですが、遠赤外線は300～600GHzです。

水分子は、プラス電荷を帯びる酸素原子1つとマイナスの電荷を帯びた水素原子2つが、「V」の字のように折れ曲がった形でつながっています。水の分子は全体としてプラスの電荷とマイナスの電荷に偏りが生じているので、電磁波である遠赤外線が、電荷を帯びた水の分子に当たると、電界を生じさせて電場に居合わせた水分子の電子の向きを変えようとします。遠赤外線は水分子を振動回転させ、共振によって熱を発生させます。ただ、遠赤外線の周波数では、マイクロ波とは異なり、大量に周りの水分子を動かさないので、摩擦熱によって高温を発生させることはありません

赤外線は水分子が振動するときの波長3000nm（ナノメートル）を基準に近赤外線と遠赤外線に分けられます。波長の短いものを近赤外線、長いものを遠赤外線と呼びます。

第4章

光線治療における
全身の治療箇所と
適応症

第1節

光線治療の効果を高める方法

1．実際に治療をすることが大切

「わかっています。光線治療は自分でやります」という患者さんの中にも、「光線治療は毎日やる必要がない。できるときにやればよい」と安易に考えられておられる患者さんがいます。治療がついおろそかになれば、いつまでも症状が改善しません。「知っている。わかっている」だけでは症状は改善しません。大切なのは光線治療をすることです。

2．症状の改善が見込めるカーボンを選択する

しばらく治療して症状に改善が見られないときには、治療用カーボンが適切に選択されているかを確認してください。赤系統が強い発光色のカーボン、橙色の発光色のカーボンなど、発光色によって治療効果が異なります。症状の改善に効果の見込めるカーボンを選択してください。

3．患部をしっかり治療する

痛みの治療の場合には、痛みの生じたときに、痛みを感じる箇所を消えないもので印をつけておくなどして、記録しておきます。治療時に印をつけた患部に光を当てて治療することで改善効果が高まります。

ただ、背中など自身で直接見ることができない治療箇所については、痛みや腫れの症状のある位置を手で触ったり、手鏡などで光が当たっているか確認しながら治療します。

「症状が改善しない」という患者さんを訪ねて、どのような治療をされていたか尋ねると、症状のある患部と離れたところを治療していました。患

部を治療することは大切なことです。この辺だろうと見当をつけていても、かなり離れたところに実際は光を当てていることがあります。

4．治療器と患部との距離と集光器（口絵ⅱ、ⅲ参照）

治療器との距離は気持ちよく感じられる距離を基本とします。光線の強さは、治療器と治療箇所との距離の二乗に反比例します。距離を2分の1にすると光線の強さは4倍になります。

集光器というのは、狭い治療箇所を治療する場合に、治療器の前面につけて光の照射面積を制限するための器具です。光の当たる場所を狭めて治療するために使用します。集光器は3種類あり、最も狭い場所を治療するときにはガラス管を使用した集光器を使います。

切り傷、虫刺され、皮膚症状、目の症状、耳の症状などでは、極力患部に光を集中させて治療することが効果的です。火傷の場合は、少し離して患部が痛みを感じない程度の距離で、なおかつ患部に光を集中させます。

光を狭めて治療すると、治療する患部と光の当たらない場所とのコントラストが生じます。私見ですが、血流が狭い一箇所に集中することで、患部の症状の改善が促されると考えます。

治療では集光器をしない場合もあります。それにより体の肩・背中部、腰など体のかなり広い範囲に光を当てることができますが、光の熱と光の光化学作用が強く現れることがあるので注意が必要です。特に体力のない女性、精神的に落ち込んでいる患者さんの場合、治療後に疲れやだるさなどの症状をうったえられる方がいます。ただ、これらの症状も、30分くらい横になって休んでいただくと、すっきり改善されます。

以前、がんの末期症状で体がやせ細った患者さんを治療しましたが、普通に治療していると疲れなどの不快な症状をうったえられましたので、このときは治療器を患部からかなり離して行いました。

集光器を使用した治療では、広い範囲を治療するときに現れる強い反応を防ぐことができます。

第2節

頭部への光線治療

1．頭部の機能

全身麻酔は大脳を麻痺させます。それにより肺は動かなくなります。肺自体には筋肉がなく、肺を動かしている周りの筋肉がマヒして動かないので人工呼吸器を装着します。一方、心臓や肝臓や腎臓は大脳に支配されていないので全身麻酔をしても機能し続けます。

また、大脳に受けた障害によっては手や足に機能障害がでる場合があります。言語、記憶、感情を制御する機能を失えば言葉を失い、言葉を理解できなくなります。記憶を失えば過去を失うだけでなく、家族もすべてを失います。大脳は人格と生命そのものです。

ほとんどすべての器官は自律神経の支配を受けていますが、自律神経系の最高中枢は大脳に包まれた間脳の視床下部にあります。自律神経は内臓に関する神経で、交感神経と副交感神経の2通りに分かれ、自律神経は体の内部環境を整えるはたらきをしています。

脳からは12本の神経が直接出ています。運動神経のみの滑車神経、外転神経、副神経、舌下神経。感覚神経のみの嗅神経、視神経、聴神経。複数の役割を持つ動眼神経、三叉神経、顔面神経、舌咽神経、迷走神経です。

脳神経のうち三叉神経と光線治療の関係を考えてみます。

三叉神経は脳神経の中で最も大きいもので、大脳から出た三叉神経はすぐに眼神経、上顎神経、下顎神経の3つに枝分かれします。眼神経は鼻から目、前額部から頭頂部にかけての皮膚感覚を、上顎神経は上唇から頬、そしてこめかみからその上部にかけての皮膚感覚を、下顎神経は下あごから骨に沿って耳の前を通って側頭部の皮膚感覚をそれぞれ司ります。このように、三叉神経は顔面、頭皮、角膜、鼻腔、口腔の痛覚や触覚などの知覚情報を、脳幹の一部の橋《きょう》（中脳と延髄に挟まれた脳幹の一部。脳神経のうち三叉神経、外転神経、顔面神経、内耳神経が分岐している）に伝達するはたらきをしています。三叉神経の分布域への光による刺激は三叉神経に直接作用し、改善が促されます。

ベル麻痺（顔面神経の麻痺により表情筋がコントロールできなくなる病気）を発症されたご婦人が治療院を訪ねてこられました。左側の口と目に症状があり、目が閉じられません。水を口に含むと唇から水がこぼれます。生活に支障がでて困っておられました。

目の周り、鼻部、上顎部、下顎部、こめかみ部、後頭部、後頸部への光線治療によって、症状の改善がみられるようになりました。6回目の治療を終えた頃には、生活に支障をきたしていたベル麻痺特有の症状が改善されました。

頭部への治療による改善効果が見込まれる症状としては他にも、パーキンソン病、眼精疲労、頭痛、うつ症状、高血圧、不眠症、てんかん、五十肩、胃や腸の症状、肺の症状、めまいなど、内臓症状から感覚器の障害、循環器症状の症状が挙げられます。

2．頭部の治療箇所と適応症

※以下、治療箇所名の冒頭の番号は、p99～p100掲載の「光線照射部位の図解と部位番号」における部位番号と対応しています。

治療箇所 ＊[ ]内は使用集光器	適応症
③眼、鼻部 [1号集光器または2号集光器]	神経痛、神経麻痺、眼精疲労、目の充血・痛み、のぼせ眼、視力減、白内障、緑内障、鼻疾患、鼻水、くしゃみ、嗅覚障害、耳閉感、難聴
②前額部 [2号集光器]	三叉神経痛で慢性のもの、眼瞼下垂、緑内障、上眼窩神経痛、眼精疲労、鼻の病気、頭痛、神経衰弱、心悸亢進、脳膜炎、不眠症、ヒステリー、てんかん、喀血性肺炎 ＊脳、とくに間脳のはたらきを強化します。
①頭頂部 [2号集光器]	めまい、常習性頭痛、血圧亢進、てんかん、常習性便秘、精神症状、月経不順、脳溢血の直後、しゃっくり ＊パーキンソン病の治療には頭部を用います。2号集光器を使用することが効果的ですが、場合によっては患部と治療器の間隔をあけて1号集光器で治療することがあります。頭部の治療と並行して足裏などの基本照射個所への治療を必ずします。
⑤⑥左右こめかみ部 [2号集光器]	片頭痛、三叉神経痛、歯痛、のぼせ眼（目が赤く充血する）、視力減、白内障、緑内障
⑦⑧左右耳部 [2号集光器]	顎関節痛、耳鳴り、難聴、舌咽神経痛で口内から咽喉の奥にかけての痛み、顔面筋の痙攣 ＊一般的な光線治療では1か所5～10分の治療ですが、激痛がある。患部に強い腫れがある場合には、腫脹の中心部を疼痛が治まるまで照射します。集光器を使用して患部と治療器との間隔をとり、時間を長く、痛みが睡眠可能な状態になるまで続けます。疼痛が体温の上昇を伴う場合にも、疼痛が緩和するとともに体温も下がります。
⑨⑩左右耳下腺部 [2号集光器]	口内から咽喉にかけての痛み、耳鳴り、難聴、顔面筋の痙攣、心臓、胃、膵臓の異常（左側）、急性耳下腺炎
⑮⑯左右乳様突起部 [2号集光器]	緑内障、視力回復、頭痛、側頭痛、片頭痛、振戦麻痺、肩こり、後頭部神経痛、耳疾患

④口中部 [2号集光器、歯痛の場合は3号集光器]	各種の歯疾患、扁桃腺疾患、咽頭腫瘍、舌腫瘍、 声がれ、口内炎 舌を出して光線を当てます。舌の治療は左右、上、下から時間をかけて治療します。ピンポイントで治療する時にはガラス管（3号集光器）を使用します。距離は集光器を使用する時は患部に近づけて治療ができます。ガラス管を上に向けて治療すると、ガラス管から熱風が出てくるので注意が必要です。少しガラス管を離す、下向きにする、などの調節をしてください。 口の奥、喉の入り口に光線を当てる時には、舌をたてに丸めた状態で正面から集光器を使用して治療すると光線が奥まで届きます。
⑬⑭左右側頭部 [2号集光器]	扁桃腺疾患、精神疾患、子供のひきつけ、緑内障
⑰後頭部 [1号集光器]	視力減退、眼病一般、肩こり、便秘、頭痛、鼻づまり、不眠、神経衰弱、頸部・背部・腰部・臀部・脊髄神経、更年期障害、婦人疾患、遺尿症

第3節

頸部・背部・腰部・臀部への光線治療

1. 脊髄神経

脊髄神経は脊髄に出入りする神経で、それぞれの神経が支配する体の部位に従って、頸神経8対、胸神経12対、腰神経5対、仙骨神経5対、尾骨神経1対に分かれます。これらの枝分かれした神経によって、体の表面における感覚を支配しています。

脊髄は脳につづく長い棒状の束、神経の連絡路と、中枢としての役割があります。脊髄の全長は約44cm、重さ約25g。脊椎骨体の背面と椎弓《ついきゅう》で囲んだ穴をつなげた骨のトンネルの中に保護されています。第1腰椎と第2腰椎の間で脊髄円錐となって終わっています。この終末には上部の脊髄からでた脊髄神経が下りてきており、神経の束が馬の尾のようにみえることから馬尾神経と呼ばれています。

大脳、間脳、中脳、橋、延髄、脊髄とつながる一連の組織は、すべての臓器に指令をだし、体をコントロールする司令塔の役割を果たしています。

この神経の流れに滞りがなければ、各臓器は正常に活動しています。

2．頸部の機能

頸部には頭部の組織へ酸素と栄養を送り養う総頸動脈と、頭頸部の大部分の血液を集める静脈が通っています。内頸静脈は首の側部にある静脈の一つで、頭蓋の内部、顔、首の浅いところから血液を集め、内頸動脈、総頸動脈の外側にそって下降しています。

第5～8頸神経と第1胸神経の前枝で構成される頸神経叢《そう》も通っていて、その枝が上肢の皮膚や筋に分布しています。光線治療は、肩から上腕部、腕、手、手指の痛み・しびれなどの神経症状の緩和に効果があります。耳の症状をはじめ鼻の症状、目の症状、頭痛の緩和にも用いられます。

人の脳は、約1000億個の神経細胞と、その10倍のグリア細胞からなります。脳は神経細胞と隙間を埋めるグリア細胞、血管などで埋め尽くされています。脳内は細胞間の隙間が狭いために、細胞間の間隙を埋める脳脊髄液の流れも緩慢です。脳内に溜まったアルツハイマー病の原因とされるアミロイドβなどの有害物質を押し流すには不十分だと考えられていました。ところが、睡眠中にグリア細胞が縮み脳内に隙間を作りだし、神経細胞に溜まる有害物質を脳脊髄液が効率よく脳外に排出していることがわかりました。

昼間の活動で脳内に溜まった有害物質を含んだ脳脊髄液は首のリンパ管へと排出されますが、首のリンパ管にうっ血が生じると、通過障害によって脳脊髄液に溜りが生じます。

脳に有害物質が溜まると神経、内分泌系に症状が現れます。具体的には全身倦怠感、全身痛、めまい、うつ気分、ムズムズ足症候群、認知機能低下、記憶力低下などの症状が考えられます。

リンパ液は、体の組織と組織との間にある血液から染み出た液体が集められたものです。

頸部への光線治療は、頸部、背部のリンパ液の流れ、血行障害を改善するだけにとどまらず、脳内から脳脊髄液の排出を促します。この効果は実に大きく、難病とされる症状の改善にも効果が期待されています。

3．頸部・背部・腰部・臀部の治療箇所と適応症

※以下、治療箇所名の冒頭の番号は、p99～p100掲載の「光線照射部位の図解と部位番号」における部位番号と対応しています。

治療箇所 ＊[ ]内は使用集光器	適応症
⑱頸椎下部 ［第7頸神経を中心に1号集光器を使用］	上気道疾患、精神的症状、手の運動神経の疾患、食道狭窄症
㉟肩甲骨間部 ［1号集光器］	リウマチ性疾患、呼吸器疾患、肩こり、うつ、心臓疾患、胸の痛み、動悸、不整脈、神経痛、息苦しさ、咳 ＊頸部の下、肩が広がるところから、背部では第12胸椎までの範囲が胸部です。横隔膜が胸部と腹部を隔てています。心臓や肺、心臓や肺に出入りする太い動脈、静脈、頸部から続いている気管、食道、リンパ管、神経があります。
㊲右肩甲骨下部 ［1号集光器］	胆のう炎、肝臓疾患、不眠症、自律神経疾患、水のたまらない膝関節疾患

㊱左肩甲骨下部 ［1号集光器］	心臓疾患全般
㊳背正中部 ［1号集光器］	水がたまる膝関節疾患、めまい、顔、手足のむくみ、下痢、心疾患、腎疾患、肝臓疾患、食道狭窄症
㊴㊵左右腎臓部 ［2号集光器］	耳鳴り、難聴、立ち眩み、疲れやすい、腎・腎盂疾患、腎結石、尿管結石
㊶腰上部 ［1号集光器］	腰痛、下肢痛、月経痛、腎臓疾患、小児病一切
㊷腰部 ［集光器は使用しない］	腰痛、慢性腰痛、坐骨神経痛、肛門病、体温上昇腹部疾患、足一般の疾患に対する強化、妊婦の健康管理、胎児の強化、安産促進、膀胱炎、下痢、ぎっくり腰、下肢倦怠、鼠径部痛、仙腸関節疾患、婦人科疾患、下肢リウマチ性関節疾患、痔
㊸㊹左右臀部 ［1号集光器］	坐骨神経痛、膀胱疾患で頻尿、下肢リウマチ性関節疾患
㊺肛門部 ［2号集光器］	痔疾患、便秘、肛門周囲炎、直腸がん、重篤患者に用いる、水様便の度重なる下痢、脱肛で疼痛のあるもの

第4節

前胸部への光線治療

1. 前胸部の機能

頸部の下、肩の広がるところから、第12胸椎までが胸部になります。前面中央に細長く縦に癒合《ゆごう》した胸骨柄《きょうこつへい》・胸骨体・剣状突起からなる胸骨があり、これと脊柱を縦の支えにして、その間を12対の肋骨、肋骨軟骨が結んで、かごの形を作っています。

前からみると胸骨、肋骨、胸椎で囲まれたかごの中に、真ん中から少し左寄りに、心臓の一部が左右の肺の間から顔を出しています。胸骨のすぐ後ろには胸腺というホルモン器官があります。背側からみれば、肩甲骨の下に肺の上部があり、肺に包まれるようにして心臓があります。他にも心臓や肺に出入りする太い動脈や静脈、頸部から続いている気管、食道、リンパ管、神経があります。

みずおちの辺りを押えたときの、固い胸骨の下端とやわらかいみずおちの間が胸部と腹部の境目です。

2．前胸部の治療箇所と適応症

※以下、治療箇所名の冒頭の番号は、p99～p100掲載の「光線照射部位の図解と部位番号」における部位番号と対応しています。

治療箇所 ＊[ ]内は使用集光器	適応症
⑲胸骨部 [1号集光器]	食道狭窄症（2号集光器）、狭心症、胸郭出口症候群、甲状腺疾患、胸鎖関節痛、咽喉の疾患、肋間神経痛、心臓疾患
㉒右乳下部 [2号集光器]	胆石症、胆嚢炎、黄疸、肝臓疾患
㉓左乳下部 [2号集光器]	呼吸困難、狭心症、血圧亢進 ＊心臓強化に用います。
⑳右腋窩部 [2号集光器]	腋臭、リンパ腺腫脹、がんの転移
㉑左腋窩部 [2号集光器]	腋臭、リンパ腺腫脹、がんの転移

第 5 節

腹部への光線治療

1．腹部の機能

胸部と腹部を分けるのは大きな鍋をひっくり返したような横隔膜です、横隔膜の下の右半分を肝臓が占め、左半分には胃、さらに左には脾臓があります。それらの下には小腸、大腸、膀胱があり、背側、腹膜後腔には腎臓、副腎、膵臓があります。

便秘は万病のもといわれます。便秘は、腹部と腰部への光線治療によって腸の活動が活発になり改善します。

これまで虫垂《ちゅうすい》は有用な働きがないものとみられていましたが、最近の研究によって重要な役割を担っていることが明らかになってきました。虫垂が腸に免疫細胞を供給し、腸内細菌のバランスを保っていることを、大阪大学の武田潔教授らのグループがマウスの実験で明らかにしました。

感染症を引き起こす細菌を排除するために抗生物質を使用すれば腸内細菌も死滅し、腸内環境に大きな影響を受けます。食中毒により腸内の内容物が急速に排出されるときには、腸内細菌も大便と一緒に排出されます。このように、腸内フローラ（腸内細菌叢）のバランスが崩れたときは、それらを再構成する必要があります。虫垂には、腸内の善玉菌を再構成できる細菌が揃っていて、腸内に善玉菌が供給され、腸内環境が維持される仕組みになっています。虫垂は、免疫について重要なはたらきを担っています。

なお、虫垂に蓄えられている腸内細菌は、出産時に赤ちゃんが産道を通るときに口から入った細菌が蓄えられたものだという研究があります。

2．腹部の治療箇所と適応症

※以下、治療箇所名の冒頭の番号は、p99～p100掲載の「光線照射部位の図解と部位番号」における部位番号と対応しています。

治療箇所 ＊[ ]内は使用集光器	適応症
㉔上腹部 [2号集光器]	胃の症状、心臓痛、膵臓、血圧亢進、食道狭窄症、不眠、喘咳
㉕肝臓部 [2号集光器]	肝臓病、眼疾、老衰、性欲減退、月経不順、貧血症 ＊腹部における諸疾患、各種の婦人科疾患、腰の病、肛門病、腹膜炎などや消化器の強化のために用いられます。腹やその他の臓器の疾患、胆石症、盲腸炎、肝臓病、胃痙攣には、集光器を用いて別々に治療したほうが効果があります。
㉖脾臓部 [2号集光器]	胃疾患、膵臓疾患、心臓疾患、肺病、白血病
㉗盲腸部 [2号集光器]	急性の激痛には、やや近めに照射する。普通に照射すれば30～40分間、ごく悪性の場合は2時間半くらいで疼痛が緩和あるいは消失することがあります。
㉘腹部 [集光器は使用しない(例外あり)]	腹部における諸疾患、各種の婦人科疾患、腰の病、肛門病、腹膜炎などに用いる。消化器の強化のために用いられる。臍《ほぞ》を中心にして下腹部まで大きく照射します。極度に心臓あるいは消化器が衰弱しており、呼吸器、消化器等に潰瘍がある患者には、集光器を使用して治療します。また、その他の臓器の疾患、胆石症、盲腸炎、肝臓病、胃痙攣にも、集光器を用いて別々に治療したほうが良いです。 右側は肝臓、胆嚢、十二指腸疾患。左側は胃、膵疾患の反応が表れやすいです。
㉙㉚左右下腹部 [1号集光器]	婦人科疾患、便秘、遺尿症等に用いられ、便秘の治療では左下腹部を、1号集光器を用いて治療します。腫れあるいは痛みが限られた場所であれば、2号集光器を使用して腫れや痛みのある個所を正面から照射します。痛みの範囲が少し広い場合は、1号集光器を使用して、15～30分照射して、痛みが限られてきたら2号集光器で治療をします。

㉛陰部 [2号集光器または 3号集光器]	子宮筋腫のような場合には疼痛が緩和するまで何時間治療してもよく、1日何回反復治療しても良いでしょう。
㉜会陰部 [2号集光器]	前立腺炎、尿道狭窄症、淋疾、睾丸炎、膀胱結石症 ＊疼痛のあるものは10～20分間の照射を、前立腺がんは朝夕2回30分照射を行います。

第6節

上肢への光線治療

1．上肢の機能

上肢は上腕、前腕、手からなり、上腕には上腕骨があり、大きな骨頭をもって肩甲骨の関節窩《かんせつか》にはまり込み、反対側の端は前腕の尺骨《しゃっこつ》と橈骨《とうこつ》の2本の骨との関節につながり、尺骨と橈骨は手首の関節によって手とつながります。手は、手首周辺の8個の小さな骨の集合体と関節を介して中手骨、指骨と連絡しています。

ある時、私の両手の小指と薬指、中指にしびれの症状が現れました。症状に気が付いたのは入浴時、頭髪を洗おうとして両手の指で頭皮をマッサージしようとしたときでした。指が普段と同じように思うように動きません。5年前のことです。今でも両手の中指、薬指、小指の3本に症状はありますが、頭を洗うのには不自由しなくなりました。

手指に生じる麻痺や痺れの症状の改善は、丁寧に時間をかけて治療する必要があります。それらの症状には頸椎から出ている尺骨神経、正中《せいちゅう》神経が関与していることがあります。頸椎下部に集光器を当てて治療すると、症状の緩和が見込めます。痛みやしびれの症状の改善は時間がかかります。根気強く治療をすることが必要です。

なお、手指の痛みやしびれは肘関節の障害によって生じることがあります。その場合は、手指の痛みの治療と並行して、肘関節の痛みを感じる部分に光を当てて治療をします。

小指と薬指の症状には肘部管症候群、尺骨神経が関わっていると考えられます。中指は正中神経が関わっています。頸椎下部第7頸神経を中心に1号集光器を使用して治療を始めました。肘関節の裏と表、痛みがあれば痛む箇所、しびれと痛みの症状のある小指、薬指、中指が、治療によって症状が改善します。

手術は最終手段です。もとのように不自由なく使える指を取り戻せるという保証はありません。私は光線治療を選択しました。生活に支障を生じるときには手術という選択肢も考えられます。年齢を重ねると体が疲れてきます。指も神経も疲れています。

2．上肢の治療箇所と適応症

※以下、治療箇所名の冒頭の番号は、p99～p100掲載の「光線照射部位の図解と部位番号」における部位番号と対応しています。

治療箇所 ＊[ ]内は使用集光器	適応症
㉝㉞左右肩部 [2号集光器]	五十肩、肩関節疾患には2号集光器を使用して、肩峰部を中心に前面、後面を照射治療、中風の治療は集光器を使用せずに大きく照射します。 急性の打撲または神経痛で痛みがひどい場合は、痛みのある中心部を、2号集光器を使用して照射治療します。 慢性の呼吸器疾患のある場合、咳に対する治療をして、かなり緩和してから肩の治療をします。

㊻㊼左右後肘部 [2号集光器]	関節炎、硬直症、運動神経障害、神経痛、骨膜炎五十肩、骨折、肘部管症候群 ＊狭い範囲の傷害、痛みには、時には左右から、時には表裏から治療します。疼痛、けがの場合も患者さんが気持ちいいと感じる場所を治療します。

第7節

下肢への光線治療

1．下肢の機能

下肢の骨は、基本的に大腿骨《だいたいこつ》、脛骨、腓骨《ひこつ》の3つの骨から構成され、それに足の骨組が加わります。大腿骨は人体最大の骨、頭側の端が股関節を構成し、他の端が膝関節を介して下腿につながっています。

下肢の主な筋肉は、臀部の背側にある厚くて強い筋肉で、股関節だけでなく膝関節を動かし、人間の直立歩行を可能にした筋肉です。

大腿部の前面には大腿四頭筋があり、大腿部後面にある長い筋肉は大腿二頭筋です。互いに拮抗《きっこう》筋の関係にあり、膝関節の屈伸を行います。

下腿部後面ふくらはぎの筋肉には深層にヒラメ筋があり、表層には腓腹《ひふく》筋《きん》があります。あわせて下腿三頭筋といいます。その足側の端はアキレス腱になって踵骨《しょうこつ》につき、協力して踵《かかと》を上げる筋肉になります。

年齢を重ねるにつれ骨髄の造血機能は低下してきます。代わりに脂肪組織に置き換えられていきますが、胸骨、椎骨、寛骨などの短骨や扁平骨には、成人でも造血機能をもっている赤色骨髄が残っています。下肢の大腿骨骨頭部、膝関節部、足首部、足裏部にも赤色骨髄が残っていて、造血作用とともに白血球などの免疫細胞が作られています。光線治療では、光の作用によって骨髄の造血作用が活性化され免疫力が向上します。

2．下肢の治療箇所と適応症

※以下、治療箇所名の冒頭の番号は、p99～p100掲載の「光線照射部位の図解と部位番号」における部位番号と対応しています。

治療箇所 ＊[ ]内は使用集光器	適応症
㊾両足首部 ［集光器は使用せず］	頭痛、足首痛、足の関節を中心に足の甲と前脛とを照射する。足関節部、内くるぶし、内くるぶし後窩、踵などが活性され、歩ける者は一層力を増します。
㊽両膝部 ［集光器は使用せず］	呼吸困難、動悸の緩和、解熱、良好な睡眠、胃痛、膝関節痛 ＊両膝の正面を中心に膝の上下を大きく照射して治療します。足関節、膝関節等に光線を照射することで、血管が拡張して心臓からの血液の流れが良くなり、光線の作用で活性化された血液が体の隅々までいきわたります。
㊷両足裏部 ［集光器は使用せず］	体全体の健康強化、耳鳴り、めまい、足のほてり、耳下腺炎、動悸、呼吸困難、逆上等の症状 ＊足首部、足裏部の骨は造血機能のはたらきをもつ赤色骨髄が多く、造血作用とともに白血球などの免疫細胞もつくられています。光線の作用によって免疫力が高められ、血液が光線を吸収することによって活性を付与され活動的になります。血液の流れによって深部の内臓疾患にまで光線治療による効果が及びます。
㊶腓腹筋部 ［集光器は使用せず］	脚気、膀胱疾患、麻疹、子宮・卵巣の疾患、浮腫 ＊心臓から送られた下半身の血液は戻りにくいため、腓腹筋部は下半身の血液を押し上げて心臓に戻すはたらきをしています。腓腹筋部の血行が滞ると、全身に酸素や栄養素が十分に届けられなくなり、心臓、腎臓、肝臓などに障害がでます。光線治療による光の光化学作用、温熱作用によって腓腹筋部の血流が改善されると、むくみ、冷え性、便秘などの症状が改善されます。

㊿後大腿部 ［集光器は使用せず］	脚気、浮腫、麻疹、坐骨神経痛、大腿骨頭壊死、乳がん、骨粗鬆症、膝痛、下肢静脈瘤、脳梗塞後遺症、静脈性浮腫、子宮筋腫、不妊症 ＊体の中でもっとも大きな大臀筋が人の立位を可能にし、後大腿部の筋群が直立二足歩行を可能にしています。坐骨神経は人体でもっとも大きな末梢神経であり、坐骨神経の根の圧迫は、臀部と後大腿部の痛みの原因になります。足の症状と血管、神経、内臓の病気と密接に関係しています。

光線照射部位の図解と部位番号 前面

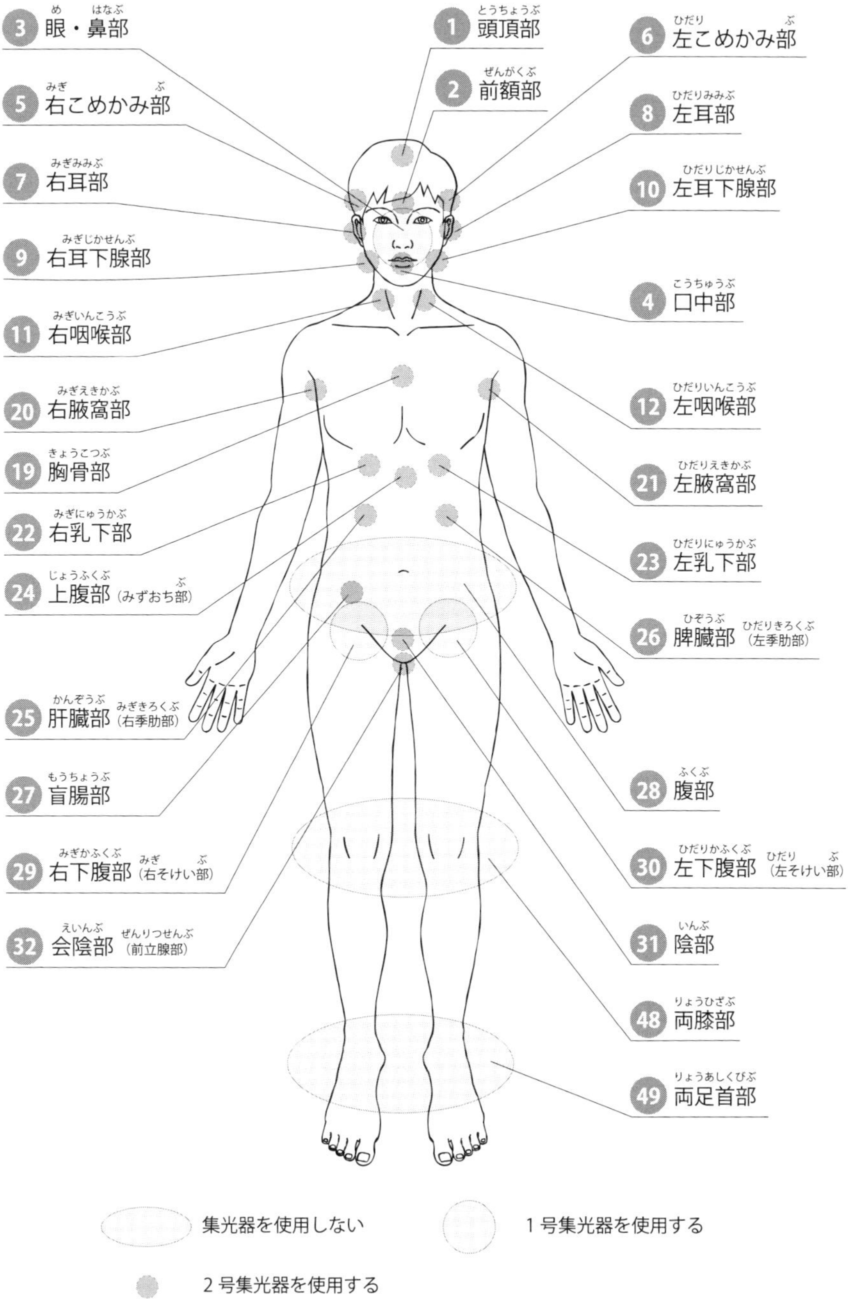

光線照射部位の図解と部位番号 背面

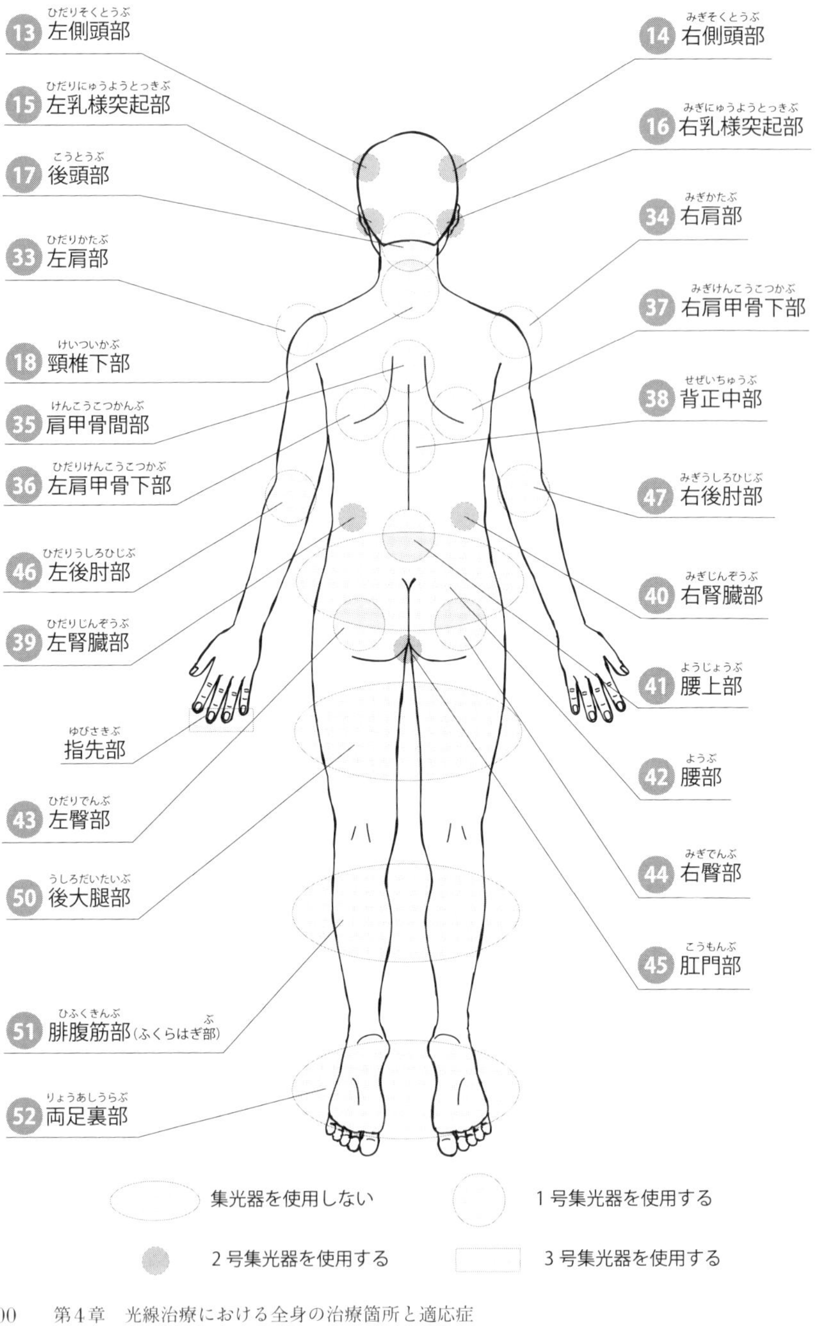

第 5 章

発光色と
カラーコードによって
カーボンを選択する

第1節

治療に用いるカーボンの選択

光線治療では、4種類のカーボンによって治療する方法と、32種類のカーボンを用いて治療する方法とがあります。

治療器に2本のカーボンを取り付け、カーボンの先端部分を高電圧で発光させた光を使用して治療をします。

治療に使用するカーボンは、細長い円柱状の鉛筆と同じ形状をしています。そのカーボンの長さは15cm、直径が8mm、芯の部分の直径は2.5mm、芯の部分には可視光線を出す燃焼物質が入っています。芯の周りの、鉛筆でいえば木部の部分にはカーボン（炭素）が使われています。

4種類のカーボンを使用する方法では、Aカーボン、Bカーボン、Cカーボン、Dカーボンの4種類のカーボンを使用します。使用するカーボンの数が少ないので、カーボンの選択が容易であるという利点がありますが、同時に症状への改善に選択肢が少ないという欠点があります。

一方、32種類の異なるカーボンによる治療法では、症状にきめ細かな対応が可能になります。カーボンの発光色がわかれば、カーボンの種類が多い方が適切なカーボンの選択ができる利点があります。反面、使用するカーボンの選択肢が多くなると、カーボンの選択が難しくなるという欠点もあります。どちらかといえば32種類のカーボンを使用する方法は、専門的な知識を必要とする治療法と考えられます。

症状と改善効果のあるカーボンとの関係については、多くの改善例の積み重ねによってわかってきています。カーボンの発光色をわかりやすく表示することができれば、治療に使用するカーボンの選択が容易になります。

第2節

症状に合うカーボンを発光色から選択する

1．治療用カーボンの選択をわかりやすくする

カーボンはそれぞれ特異の発光色があり、発光色によって症状の改善を促す作用が異なります。治療にあたっては、カーボンの発光色がわからないことには、治療に適したカーボンを選択することはできません。

32種類のどのカーボンを選択して治療に使用しても赤、緑、青の3色もしくは2色が含まれています。より確かな症状の改善を促すには、症状の改善に合う適切なカーボンを選択することが必要です。カーボンの選択が適切であれば、改善効果が認められると考えます。ただし、治療用のカーボンの選択を誤ったからといって、強い副作用が生じることはありません。

これまで、どのようにして治療用カーボンが選択されてきたかといえば、症例集などの改善症例を参考にして、治療に使用するカーボンが選ばれてきました。

32種類のカーボンの中から2種類のカーボンを選択すると、496通りの異なるカーボンの組み合わせができます。実際に症例集を調べてみると、治療に使用されているカーボンの組み合わせは、それほど多くありません。数種類のカーボンの組み合わせによって、約8割以上の症状の改善が見込まれています。

治療に使用するカーボンには、それぞれ番号が付けられ、数多くの改善症例によって、改善効果が認められたカーボンが治療に使用されてきました。

3000番と5000番のカーボンには約52の改善症例があります。同様に3001番と3001番には約26症例、3001番と4008番には約60症例、3001番と5000番には約45症例、3002番と5000番には約34症例、5002番と5002番には約29症例あります。ここに上げた3000番、3001番、3002番、4008番、5000番、5002番の6種類のカーボンの組み合わせによって、合わせて約246の症状の改善が見込まれています。

なお、5002番などの番号は、黒田保次郎著『可視総合光線療法　遺伝と光線』に記されている、32種類のカーボンに付けられた番号です。

これまでは、治療に使用されるカーボンの組み合わせは、改善症例を基準に選択され、発光色によるものではありませんでしたが、カーボンの発光色がカラーコードによって表示され、カーボンの発光色が明らかになりました。病気の症状に改善効果が見込めるカーボンの選択が、カーボンの発光色によってできるようになりました。

カーボンの発光色が似ていれば似た治療効果をもつカーボンであることがわかります。新しく治療に使用するカーボンの組み合わせを考えることができます。改善効果について研究中とされたカーボンについても、発光色を表示して、治療に使用することができるようになりました。

2．治療用カーボンの発光色の色表記について

財団法人光線研究所初代所長、黒田保次郎氏は著書『可視総合光線療法　遺伝と光線』の中で、カーボンの発光色について「人の眼に映る程度のものであり厳密な試験検定によるものではない」と記されています。昭和初期から昭和40年代のころには、現在のような情報機器がありませんでした。カーボンの発光色は、人の目で見た感覚を頼りに決められたと推測されます。

黒田氏がカーボンの発光色を「人の眼に映る程度」とされたということは、その当時の技術ではカーボンの発光色を決めることが難しかった、その一言に尽きると思います。

色を決める作業は時間をかければできるということではありません。色を決めるには、さまざまな専門知識が必要となります。さらに、人により色の感じ方が異なるということもあります。

色は視覚細胞から大脳に送られます。大脳では目から送られた視覚情報として処理されます。色を決めるためには、色に対する個人的な感覚を研ぎ澄ます熟練と技術が必要になります。

カーボンは燃焼して常に変化を繰り返しているということが、発光色を決めることをさらに困難にしています。色として特定するには技術を必要とします。複雑に変化を繰り返す発光色の中から、カーボンの発光色としてふさわしい1色を選択しなければなりません。選択された発光色を色で表記する必要があります。

カーボンの発光色を観察して、赤色、橙色、茶色、黄色など赤系統に近い色が多いことに気付きました。カーボンによる発光色には可視光線、赤外線、紫外線が含まれています。赤外線が約80%含まれていることから、赤に近い可視光線の発光色が強く現れると考えられます。青紫、青に発光するカーボンは少数です。

ただし、32種類のカーボンの表記にあたって、より正確に色を表記するために色の種類を複雑にすると、色の名前から示された色が思い浮かばないということになりかねません。色の種類を多くて複雑にすることが、発光色による選択を困難にすることになりかねません。

第３節

カラーコードによる色表記

1．発光色をカラーコードによって表記する

人の視覚に頼って発光色を決めるときには、カーボンの発光色と色見本を見比べて色を決めます。実際に燃焼して絶えず変化を繰り返す発光色と色見本との比較は難しく、困難だとわかります。人の感覚によると主観的な要素を排除することはできません。

私は、カーボンの発光色をカラーコードによって表記する方法を考えました。カラーコードについては、自動車の塗装に使用する塗料がカラーコードによって表わされていることを知っていました。車の修理で塗料を購入する場合、カラーコードによって車の塗装に合った色の塗料を選ぶことができます。変換ソフトを使用して、発光色をカラーコードによって表記すると、人の感覚に頼って色を決める主観的な要素を限りなく排除できます。

発光色を目で確認して色を決めるとき、灰色や銀色に光る発光色があります。赤、緑、青の範疇に入る色ではありません。なぜ白や銀に発光するのか頭を悩ませました。カラーコードによるとそれらの色も、赤、緑、青の３色によって解明されます。

カラーコードにより色を表示すると、赤、緑、青の３色を各256段階の色の強さによって表示することができます。反対に、カラーコードの３色の数値によって発光色がわかります。赤、緑、青の３色が等しく強めのときには発光色が銀色になることがわかりました。

カラーコードによる方法では、発光色の色データの中から１点を選択して、３色の各数値の強さが決まります。カラーコードは燃焼している発光

色の1点の数値です。平均の数値でもなく、光が変化を繰り返す一瞬の数値であり、さらに1点の数値です。客観的なデータではあっても、それは燃焼して変化を繰り返しています。すべてに正確だということではありません。

カラーコードによって発光色を表示すると、赤の強さが255、緑の強さが0、青の強さが0のときには赤色が表示されます。赤、緑、青が等しく0のときには黒色が表示されます。赤、緑、青が等しく255の強さのときには白色（透明）が表示されます。3色の色の強さによって色を決めることができます。

カラーコードを使用すると、発光色に含まれる赤、緑、青の各3色の強さが数値によってわかります。炎症の症状が認められるときには、各3色のうち赤が強めのカーボンを治療に選択します。このように、カラーコードの数値によって治療用カーボンを選択することができます。

2．カラーコードから改善効果がわかる

赤のカーボンの発光色には細胞の活性化を促す作用があります。血行促進、傷の治癒促進など細胞の活性作用、それに加え、腫れて痛む疾患に対する炎症を鎮める効果もあります。胃痙攣、神経痛、リウマチ性疾患、婦人病、痔疾、打撲傷、中毒症状等の症状の改善に使用されます。

緑のカーボンの発光色には自然治癒力を高める、体液の流れを正常化する作用があります。皮膚病、喘息、百日咳、呼吸器病、火傷などの症状の改善に効果が見込まれます。

青のカーボンの発光色には自然治癒力を高め、精神を安定させる作用や皮膚の表皮を再生する作用があります。ただ、青色のように光の波長が短くなると化学的な作用が強くなります。皮膚の状態を診ながら治療時間を

調節するなどの配慮が必要となります。殺菌、仮骨化促進、皮膚病、脱毛症、くる病、呼吸器の症状の改善に効果が見込まれます。

赤と緑が強い橙色に発光するカーボンには痛みを緩和する効果があります。鎮痛、腫瘍吸収の効果が見込めます。

3．治療用のカーボンがカラーコードから選択できる

治療用カーボンの発光色をカラーコードによって赤、緑、青の３色に分けます。３色の各発光色は256段階の数値によって個々の色の強さを表示します。

カーボンの発光色が赤、緑、青の３色の数値の強さで表されることで、各カーボンの発光色の特徴がわかります。３色のカラーコードの数値の特徴をつかむことにより、症状の改善に適した治療用カーボンを選択することができます。

黒田保次郎著『可視総合光線療法　遺伝と光線』によれば、3000番のカーボンの発光色は「淡青」とされています。人の感性によって決められた色ですから、「淡青」と言われれば「淡青」はこの色だったのかと納得し、異論をはさむ余地はありません。ただ、3000番のカーボンをカラーコードによって表わすと赤177・緑149・青171となり、赤が青より少し強い赤紫に発光する、緑の強さも充実しているカーボンだということがわかります。

光線治療に使用するカーボンの選択には、カーボンの発光色が重要な要素となります。

同書『可視総合光線療法　遺伝と光線』によれば、3000番のカーボンの適応症は、皮膚病、心臓病、呼吸器病、カリエスと記されています。適用は「皮膚病には3000番のみを用いて良好なものと、5000番と合わせて有効なものがある。頑固な皮膚病には3002番と合わせると有効」とさ

れています。

青が強めに発光するカーボンが少ない中で、3000番のカーボンは青の発光色の強いカーボンです。化学的な作用が強く、皮膚病に改善に効果があると考えられます。

ただ、カラーコードをみれば、3000番のカーボンは赤の発光色も177と強いので、血流の改善効果が見込めることもわかり、それにより発痛物質が流され炎症が改善されます。また、赤と緑の発光色がともにしっかりしているので、深部作用により、新陳代謝の促進、消炎効果も見込めます。3000番のカーボンは多くの症状の改善が見込まれるカーボンです。

なお、3000番のカーボンとカラーコードの似ている3002番・4005番のカーボンにも同様の治療効果が期待できると考えられます。

第4節

発光色の似たカーボン群

1．カーボン番号・発光色・カラーコード・適応症の一覧表

（カーボンの適応症は『可視総合光線療法　遺伝と光線』より引用）

カーボン番号	発光色	カラーコード			適応症
		赤	緑	青	
1000	鈍い赤紫系	180	101	146	腫瘍
3000	やや灰色赤紫系	177	149	171	皮膚病、心臓病、呼吸器病、カリエス

3001	深い赤系	170	56	64	腫れて痛む疾患（眼病、麻痺性疾患）
3002	灰みの赤紫系	176	131	151	皮膚病、泌尿器疾患
3003	暗い赤系	137	60	76	皮膚病、骨疾患、心臓病
3004	灰みの赤系	146	104	116	鎮痛、瘢痕吸収
3005	あざやかな赤系	165	23	21	人体深部の鎮痛、炎症
3006	あざやかな橙系	197	119	37	鎮痛
3007	鈍い橙系	206	135	103	鎮痛、腫瘍吸収
3009	鈍い赤紫系	150	88	127	頑固な皮膚病
4000	灰みの青紫系	165	156	203	皮膚病、心臓病、呼吸器病、カリエス
4001	あざやかな赤系	202	52	37	腫れて痛む疾患（眼病、麻痺性疾患）
4002	灰みの青紫系	130	139	196	皮膚病、泌尿器疾患
4003	灰みの紫系	153	122	163	尋常性白斑、肉腫鎮痛
4004	灰みの紫系	176	139	182	研究中
4005	やや灰色赤紫系	170	143	162	研究中
4006	灰みの赤紫系	135	105	115	研究中（パーキンソン病）
4007	灰みの赤系	214	133	129	研究中（パーキンソン病）
4008	灰みの赤紫系	207	130	186	がん、放射線熱傷
4009	鈍い赤系	193	112	118	頑固な皮膚病
5000	灰みの赤系	207	132	126	日常健康維持
5002	灰みの橙系	150	133	117	心臓、呼吸器病、カリエス
5003	鈍い赤系	203	128	105	鎮痛、眼病
6000	鈍い赤系	199	128	110	肪膜炎　前立腺肥大
6001	あざやかな橙系	239	135	22	研究中

6002	あざやかな橙系	142	68	7	腫瘍
6003	あざやかな橙系	154	75	0	腫瘍
6004	やや灰色赤系	188	180	177	皮膚病（痒疹）
6005	深い赤系	171	73	64	皮膚病、鎮痛
6006	灰みの紫系	168	132	180	研究中
6007	あざやかな橙系	204	103	11	研究中
6008	鈍い赤系	191	83	117	研究中

※研究中とされるカーボンには発光色、カラーコードの似たカーボンと同様の治療効果が期待できます。

2．赤系のカーボン群

カーボン番号	発光色	カラーコード			適応症
		赤	緑	青	
赤系A					
4001	あざやかな赤系	202	52	37	腫れて痛む疾患（眼病、麻痺性疾患）
3001	深い赤系	170	56	64	腫れて痛む疾患（眼病、麻痺性疾患）
6005	深い赤系	171	73	64	皮膚病、鎮痛
3005	あざやかな赤系	165	23	21	人体深部の鎮痛、炎症
3003	暗い赤系	137	60	76	皮膚病、骨疾患、心臓病
赤系B					
4007	灰みの赤系	214	133	129	研究中（パーキンソン病）
4009	鈍い赤系	193	112	118	頑固な皮膚病
5000	灰みの赤系	207	132	126	日常健康維持

5003	鈍い赤系	203	128	105	鎮痛、眼病
6000	鈍い赤系	199	128	110	肋膜炎、前立腺肥大
赤系C					
6004	やや灰色赤系	188	180	177	皮膚病（痒疹）
3004	灰みの赤系	146	104	116	鎮痛、瘢痕吸収
赤系D					
6008	鈍い赤系	191	83	117	研究中

カーボン32本中13本が赤系の発光色が強いカーボンです。一般に医療用カーボンには70～80%の赤外線が含まれています。可視光線の赤系の強い発光色のカーボンには、赤外線の割合が強い傾向が認められます。

赤外線の中に含まれる遠赤外線の作用によって炎症部位の水分子が動かされ、生じた熱によって患部が温められます。発生した熱により血液の循環が促され、水の分子間に挟まれている老廃物が強制的に排除され、炎症の改善が進みます。

《赤系Aのカーボン》

赤系Aのカーボンは発光色に含まれる赤の割合が強い特徴があります。赤系の発光色が強いカーボンは鎮痛、消炎の作用に優れ、腫《は》れて痛む症状の改善が見込めます。擦り傷、火傷、潰瘍、切り傷、脱疽、壊疽、凍傷などの症状の改善に効果が認められます。赤系Aのカーボンの中でも3001番のカーボンは多くの症状の改善に使用されます。より効果が見込める4001番のカーボンは明るさが強く、値段が少し高価になります。

光線研究所の著作物から改善症例を調べ、203の改善症例にまとめました。赤系Aのカーボンは203の症例のうちの155の症例に使用されています。病気、症状への使用がないのは48症例のみです。

《赤系Bのカーボン》

赤系Aのカーボンが赤の発光色が強いカーボンであるのに対して、赤系Bのカーボンは緑と青の発光色が強くなります。赤系Bのカーボンの中では5000番のカーボンの使用頻度が高くなります。

赤系Bのカーボンは149の病気、症状に使用例があります。

赤系Bのカーボンには、赤系Aのカーボンに使用例がある切り傷、熱傷、瘭《ひょう》疽《そ》、脱疽、壊疽、凍傷、腱鞘炎（重い）、打撲への使用例がありません。鎮痛、消炎効果が赤系Aの方が優れていることがわかります。

《赤系Cのカーボン》

調査した203の改善症例のうち赤系Cのカーボンの使用例は、褥瘡（床ずれ）、痒疹（頑固な痒疹）、狭心症、脳卒中、夜間頻尿、更年期障害、不妊症の7症例のみです。

《赤系Dのカーボン》

赤系Dのカーボンの使用症例は、慢性副鼻腔炎、慢性関節リウマチ、月経困難症の3症例のみです。

3．赤紫系のカーボン群

カーボン番号	発光色	カラーコード			適応症
		赤	緑	青	
赤紫系A					
3000	やや灰色赤紫系	177	149	171	皮膚病、心臓病、呼吸器病、カリエス
4005	やや灰色赤紫系	170	143	162	研究中
3002	灰みの赤紫系	176	131	151	皮膚病、泌尿器疾患
4006	灰みの赤紫系	135	105	115	研究中（パーキンソン病）

赤紫系B					
4008	灰みの赤紫系	207	130	186	がん、放射線熱傷
1000	鈍い赤紫系	180	101	146	腫瘍
3009	鈍い赤紫系	150	88	127	頑固な皮膚病

悪性腫瘍とは、何らかの原因で細胞が増殖を始めて止まらず、勝手に増殖をし続ける病気です。正常な細胞であれば、組織が修復されて傷が治ったときには肉芽組織の増殖は停止し、際限なく増殖することはありません。

1000番のカーボンは適応症が腫瘍、4008番のカーボンには適用がガンとあります。他カーボンと合わせて使用することで、免疫細胞のはたらきを高め、免疫細胞が腫瘍細胞の異常な増殖を抑制すると考えられます。

赤紫色のカーボンは赤と青が強く発光し、青に比べると赤の発光が強いカーボンです。緑の発光色には血流を改善するはたらき、傷の自然治癒力を高めるはたらきがあります。緑の発光色の強さも参考に治療用カーボンを選択します。腫瘍、皮膚病、心臓病、呼吸器病などの症状の改善が見込めます。

《赤紫A系のカーボン》

赤紫Aのカーボンは、調査した203の改善症例のうち111に使用例があります。主に3000番と3002番のカーボンが使用されています。

《赤紫系Bのカーボン》

調査した203の改善症例のうち赤紫系Bのカーボンの使用例は139症例あります。主に4008番のカーボンが使用されます。

4．橙系のカーボン群

カーボン番号	発光色	カラーコード			適応症
		赤	緑	青	
橙系A					
3007	鈍い橙系	206	135	103	鎮痛、腫瘍吸収
橙系B					
5002	灰みの橙系	150	133	117	心臓、呼吸器病、カリエス
橙系C					
6001	あざやかな橙系	239	135	22	研究中
6007	あざやかな橙系	204	103	11	研究中
3006	あざやかな橙系	197	119	37	鎮痛
6003	あざやかな橙系	154	75	0	腫瘍
6002	あざやかな橙系	142	68	7	腫瘍

橙系の発光色のカーボンは、赤と緑の２色が強めに発光します。深部作用があり、呼吸器、消化器、泌尿器などの内臓の自然治癒力を高めるはたらきがあります。赤と緑の発光色には腫瘍への改善効果も期待できます。

《橙系Aのカーボン》

調査した203の改善症例のうち橙系のAのカーボンの使用例には、扁桃腺肥大、扁桃炎、慢性副鼻腔炎、手の湿疹、変形性股関節症、痛風（高尿酸血症）、内分泌性浮腫（甲状腺機能低下）の６症例があります。

《橙系Bのカーボン》

調査した改善症例203のうち橙系Bのカーボンの使用例は38症例あります。主な改善症例を挙げると下記のようになります。

• 歯の症状

歯茎の炎症、歯槽膿漏、歯の強化

• 呼吸器系の症状

痰・咳、百日咳、風邪、喘息様の症状、慢性気管支炎、扁桃腺肥大、扁桃炎

• 脳、血管心臓の諸症状

脳卒中、狭心症、貧血、低血圧、高血圧、不整脈、脳梗塞、動脈瘤

• 脊椎の症状

腰椎変性すべり症、変形性脊椎症

• その他

夜間頻尿、更年期障害、骨粗鬆症、糖尿病、自律神経失調症、老人性不眠、慢性膵炎、顎関節症、慢性腎不全、胃下垂症、消化器症状、熱中症、虚弱児

《橙系Cのカーボン》

調査した203の改善症例のうち橙系Cのカーボンの使用例は32症例あります。

主な改善症例としては、歯痛、虫歯（歯髄炎）、腰痛症、坐骨神経痛、痛風（高尿酸血症）などの痛みの改善効果。慢性膵炎、慢性副鼻腔炎、足首関節の腫れ、痔、急性中耳炎、真珠性中耳炎、腎性浮腫、肺炎（高齢者）、前立腺肥大、肝硬変・肝臓がん、膵臓がん、子宮がんなどがあります。

5．紫系のカーボン群

カーボン番号	発光色	カラーコード			適応症
		赤	緑	青	
紫系A					
4004	灰みの紫系	176	139	182	研究中

6006	灰みの紫系	168	132	180	研究中
4003	灰みの紫系	153	122	163	尋常性白斑、肉腫鎮痛

紫系の発光色のカーボンは、32種類のカーボンの中で赤と青の発光色が強いカーボンです。

《紫系Aのカーボン》

調査した203の改善症例のうち紫系Aのカーボンの使用例には、腰椎症、変形性頚椎症、変形性股関節症、頸部脊椎症、狭心症、高脂血症の6症例があります。

赤紫系Aのカーボンは赤より青の発光色が強い貴重なカーボンです。皮膚症状の改善をはじめ、循環器の症状の改善、腰椎症など骨・脊髄・関節にかかる症状に改善効果が見込めます。

光線治療には目立った副作用がありません。使用するカーボンに含まれる可視光線の発光色の強さは異なりますが、使用するカーボンを誤って使用しても、注射のように命に関わることはありません。治療の患部と治療器との距離、治療時間を適切に保つことが大切です。

赤・緑・青の発光色の強さを参考にして様々な効果を試してみることができます。

6．青紫系のカーボン群

カーボン番号	発光色	カラーコード			適応症
		赤	緑	青	
青紫系A					
4000	灰みの青紫系	165	156	203	皮膚病、心臓病、呼吸器病、カリエス
4002	灰みの青紫系	130	139	196	皮膚病、泌尿器疾患

4000番と4002番のカーボンは、32本のカーボンの中で、赤、緑の強さに比べて青の発光色が際立って強く発光する数少ない2本のカーボンです。青色の光は波長が短く、化学変化を促す作用が強くなります。

青系の発光色にはカルシウムを骨に定着させるビタミンDを産生するはたらきがあります。ビタミンDのはたらきによって骨が丈夫になれば、骨の骨髄組織の造血作用のはたらきが改善されます。赤血球のはたらきはもちろんのこと、白血球のはたらきによって免疫機能を高めることができます。

《青紫系Aのカーボン》

調査した203の改善症例のうち、青紫系Aのカーボンの使用例は25症例あります。主な改善症例を挙げると下記のようになります。

- 皮膚症状の病気、症状、
  湿疹、痒疹《ようしん》（頑固な痒疹）、水虫、アトピー性皮膚炎、掌蹠膿疱症《しょうせきのうほうしょう》、白癬（頭部）、皮脂漏、帯状疱疹
- 骨・脊髄・関節の症状
  腰椎症、変形性頚椎症、頸部脊椎症、腰痛症（女性の腰痛症）、腰椎変性すべり症、脊椎疾患、ペルテス病、骨粗鬆症（筋肉痛・関節痛）
- 心臓の病気、症状

不整脈

- 腎臓の病気、症状

慢性糸球体腎炎

- 耳の病気、症状

難聴

- 精神的な病気、症状

うつ病

- 腎臓の病気、症状

夜間頻尿

- 更年期による病気、症状

更年期障害

- 神経・血管による病気、症状

三叉神経痛、片頭痛型血管性頭痛、めまい

第5節

カラーコードを折れ線グラフによって可視化

1. カラーコードを折れ線グラフで表す

発光色による分類の他に、32種類あるカーボンの傾向をわかりやすくグループ分けする方法を考えました。

カラーコードの3色の強さを折れ線グラフで表すと、視覚的に捉えることができます。そして、その折れ線グラフの形からも、改善効果が見込めるカーボンの選択が可能になります。

2．折れ線グラフの形からカーボンをグループ分けする

32本のカーボンは、折れ線グラフの形の特徴から12のグループにまとめることができました。さらに、カーボンの選択がしやすいように、カーボンを7つのグループにまとめました。

12のグループを7つのグループにまとめたことで、せっかく12に分けたときのグループの特徴が活かされませんので、7つのグループの中では個別に記載しています。

カラーコードによって発光色を色表記したカーボンを、折れ線グラフの形によってグループ分けした場合、カラーコードによるグループとは異なる折れ線グラフのグループに入ることがありますが、形の似たカーボンには似た改善効果が期待できると考えられます。

折れ線グラフの形によるカーボンのグループ分けには人の判断が入ります。判断が難しいグラフもありました。

第6節

形の似た折れ線グラフグループ毎の適応症

1．グループ1　赤系Bと橙系Aに属するカーボン群

グループ1に属するカーボン群を、折れ線グラフの形から4007番と4009番と5000番の3本のグラフと、3007番と5003番と6000番の3本のグラフの2つのグループに分けます。両方のグループに属するカーボンは、ともに赤の発光色の強さがおよそ200と強く、緑と青の発光色の強さが赤より約80小さくなる折れ線グラフとなり、グラフの形が似ています。グラフ

の形から緑と青の強さの違いが小さいのが4007番と4009番と5000番です。緑より青の強さが弱いのが3007番と5003番と6000番です。

4007番、4009番、5000番、5003番、6000番のカーボンはすべて赤系Bの発光色のグループです。3007番のカーボンだけが1本橙系Aのカーボンです。3007番のカーボンは、グラフの形を見ると5003番と6000番のカーボンとほぼ同じ折れ線グラフの形をしています。3007番のカーボンだけが発光色が鈍い橙系とされ、他の5本のカーボンの発光色はそれぞれ鈍い赤系、灰みの赤系とされ、赤系Bのグループです。折れ線グラフの形が似ているのに3007番のカーボンだけが発光色が鈍い橙系とされることが疑問になります。

3007番のグラフは、5003番と6000番のグラフと比較すると緑が少し強く、青が他の2本より少し弱くなっていることが読みとれます。

形の似た折れ線グラフで確認すると、異なる発光色のグループであっても、折れ線グラフの形が似たカーボンがあります。発光色は異なるが改善効果の似たカーボンを探すときには、カーボンの折れ線グラフを確認することをお勧めします。

赤系Bは改善症例203のうち149の病気、症状に使用例があります。赤系Bと折れ線グラフの形の似た橙系Aのカーボンは、発光色が異なっても改善効果は似ていると考えられます。

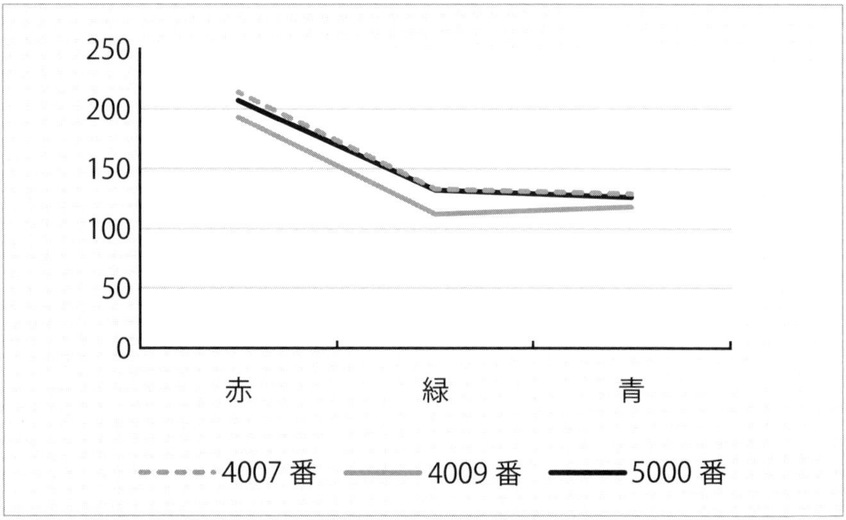

4007番（灰みの赤系）

4009番（鈍い赤系）

5000番（灰みの赤系）

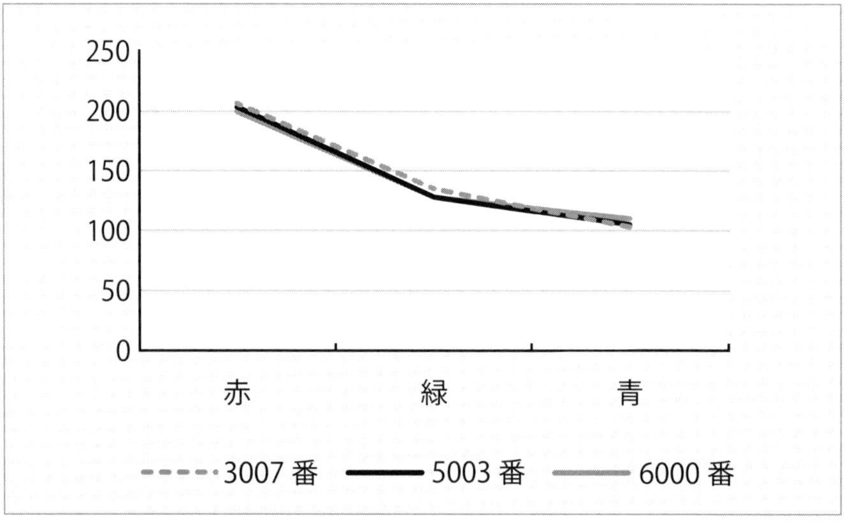

3007番（鈍い橙系）

5003番（鈍い赤系）

6000番（鈍い赤系）

2．グループ2　赤系Aに属するカーボン群

赤系Aのカーボンの中でも3001番のカーボンが多く使用されます。グラフの形を参考にして3003番、3005番、6005番のカーボンを治療に使用してみてください。4001番のカーボンは明るさが強く、値段が少し高価になりますが、効果が見込めるカーボンだと考えます。

改善症例203のうち155の症例に使用されています。赤系Aの病気、症状への使用がないのは48症例のみです。光線の効果についての詳細は、赤系A発光色のカーボンを参考にしてください。

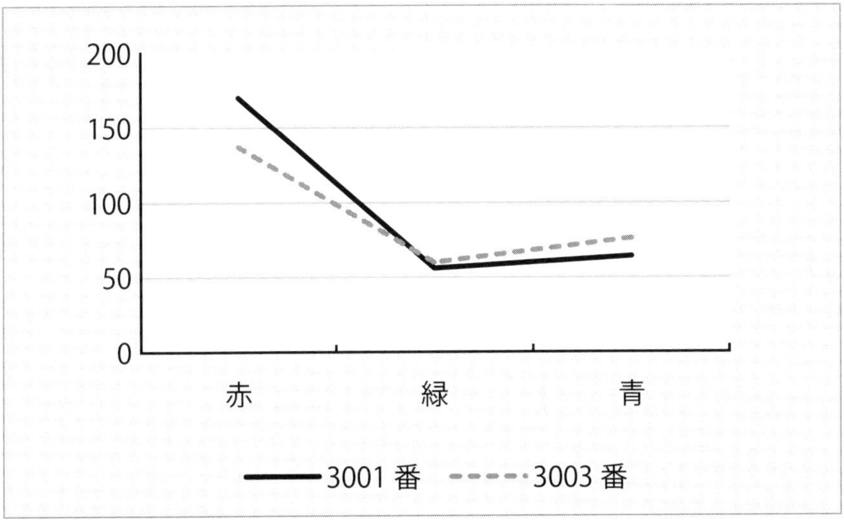

3001番（深い赤系）
3003番（暗い赤系）

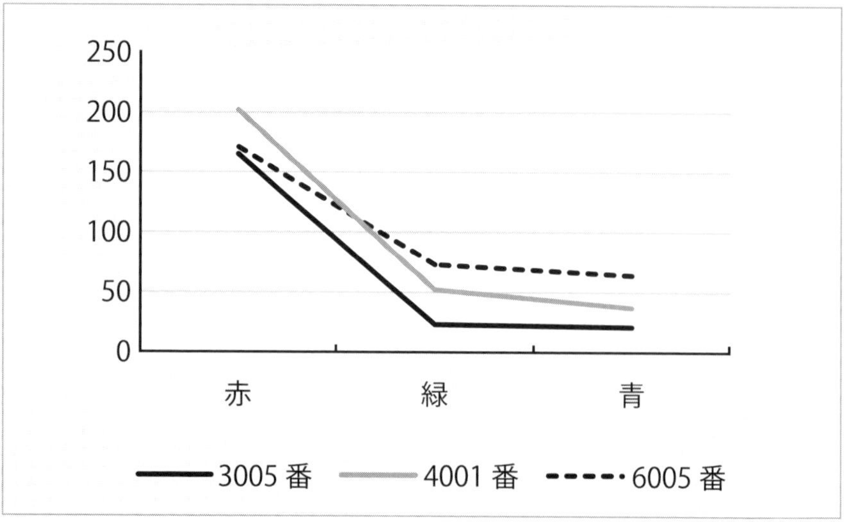

3005番（あざやかな赤系）

4001番（あざやかな赤系）

6005番（深い赤系）

3．グループ3　赤紫系Bと赤系Dに属するカーボン群

調査した203の改善症例のうち1000番と4008番のカーボンには使用症例が139症例あります。主な改善症例としては眼精疲労、眼底出血、腰椎変性すべり症、先天性股関節脱臼、頸椎変形、前立腺炎、胆石ポリープ、骨粗鬆症、直腸ポリープ、膵臓がん、乳がんなどがあり、その抑制、改善効果があります。

1000番と4008番のカーボンは、グラフの形が似ていることから、似た病気、症状への改善効果が期待できます。1000番のカーボンは明るさが強くなりますが、少し高価になります。

赤紫系Bの3009番のカーボンは、赤系Dの6008番のカーボンとグラフの形が似ています。

光線の改善効果についての詳細は、赤紫系Bと赤系Dのカーボンの説明を参考にしてください。

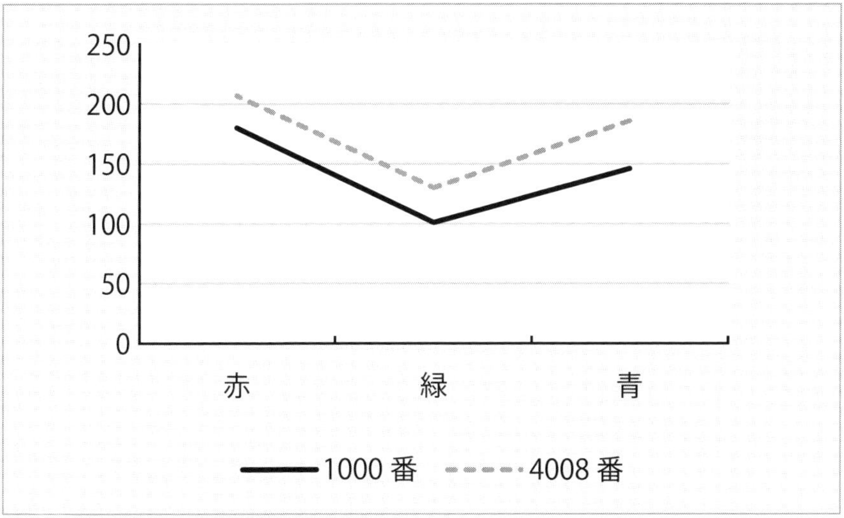

1000番（鈍い赤紫系）

4008番（灰みの赤紫系）

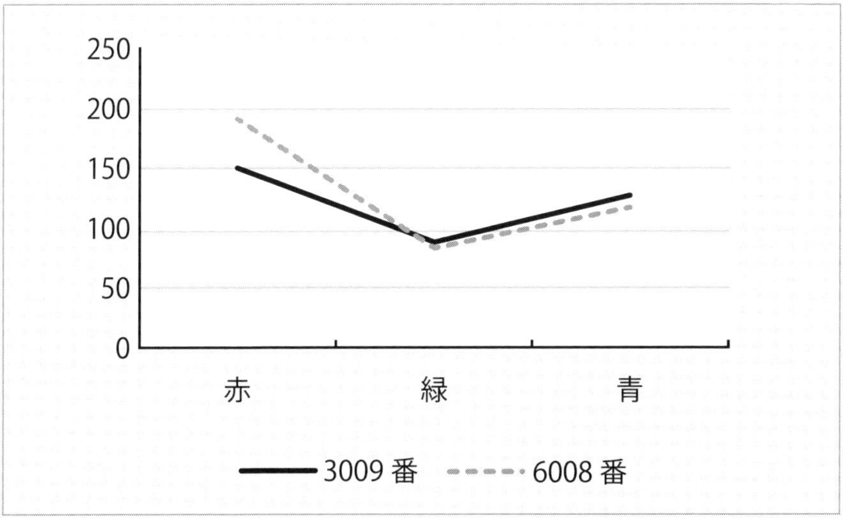

3009番（鈍い赤紫系）

6008番（鈍い赤系）

4．グループ4　橙系Cに属するカーボン群

グループ4のグラフは、赤から緑そして青へ右下がりに直線的に下がっていくグラフの形をしています。いずれも発光色が橙系Cの、あざやかな橙系に発光するカーボンのグラフです。

3006番、6001番、6007番のカーボンは赤の強い右下がりの傾斜が急なグラフです。6002番と6003番のグラフは3006番、6001番、6007番のカーボンのグラフと比べ、赤が弱く傾斜が緩やかな特徴があります。橙系Cの6種類のカーボンの赤、緑、青の平均値を求めると、赤の平均値が約187、緑の平均値は100、青の平均値は約15と、赤と緑の強さに比べると青が際立って小さくなります。

赤の発光色が強いカーボンは血行促進効果によって傷の治癒力を高めます。鎮痛、消炎の効果により腫れや痛みに改善効果が認められます。緑の発光色には体液の流れを正常にする作用があり自然治癒力を高めます。

他のカーボンと組み合わせることで、帯状疱疹、難聴、めまい、慢性膵炎、慢性副鼻腔炎、足首関節の腫れ、痔、急性中耳炎、真珠腫性中耳炎、アルコール性肝障害などへの改善効果が見込めます。

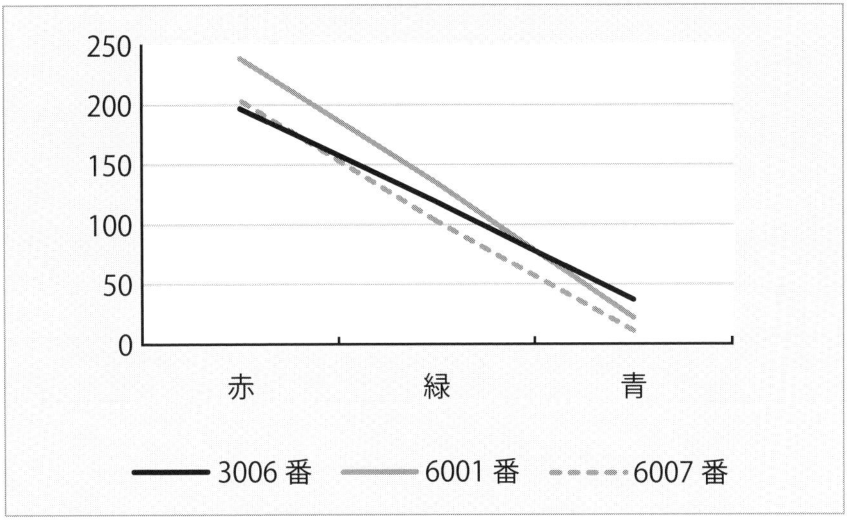

3006番（あざやかな橙系）

6001番（あざやかな橙系）

6007番（あざやかな橙系）

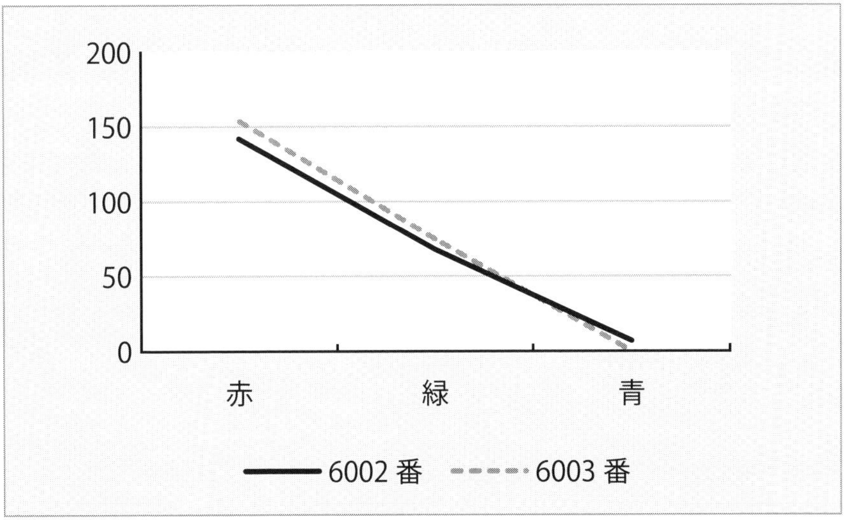

6002番（あざやかな橙系）

6003番（あざやかな橙系）

5．グループ5　青紫系Aに属するカーボン群

4000番のカーボンはグラフの形をみると、赤の強さが165、緑が156と均衡がとれ、青の数値が203と強いのが特徴です。青の203という強さは、32本のカーボンの中では最も強い数値です。4002番のカーボンは、4000番のカーボンと比べると赤が130、緑が139と少し弱めに発光し、青は196と同じレベルで強く発光する、グラフの形としては右上がりのグラフになります。4000番と4002番はともに青紫系に発光します。青の効果を強調したいときには、赤と緑に比べて青の強い4002番のカーボンを使用します。

4000番のカーボンは他のカーボンと合わせて慢性湿疹、頭部白癬、水虫、皮脂漏、掌蹠膿疱、アトピー性皮膚炎、痒疹などの皮膚症状の改善に使用例があります。4002番のカーボンは他のカーボンと合わせて紅斑性皮膚結核、先天性水疱症、急性関節リウマチ、ペルテス病、めまい、良性発作性頭位変換眩暈症などの症状に改善事例があります。

また、4000番、4002番のカーボンは腰椎症、変形性頚椎症、頸部脊椎症、腰痛症、腰椎変性すべり症などの脊椎疾患に伴う症状の改善のほか、不整脈、難聴、うつ病、帯状疱疹、三叉神経痛、更年期障害、夜間頻尿、片頭痛型血管性頭痛など神経的な症状の改善、老化に伴う症状の改善にも使用されます。

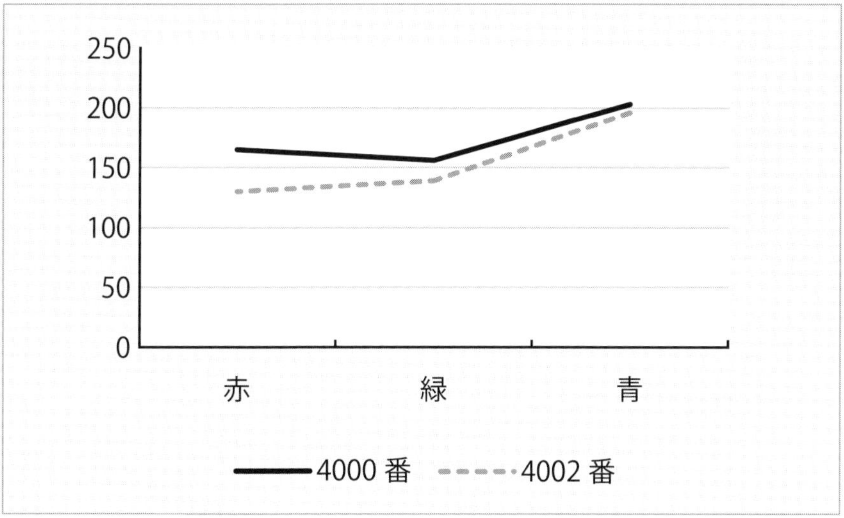

4000番（灰みの青紫系）

4002番（灰みの青紫系）

6．グループ6　赤紫系Aと紫系Aに属するカーボン群

赤紫系Aに属する3000番、3002番、4005番の3本のカーボンと、紫系Aに属する4003番、4004番、6006番の3本のカーボンは、カーボンの折れ線グラフの形が似ています。なお、紫系Aに属する4003番、4004番、6006番の3本のカーボンは、青紫系の4000番、4002番ほど青の発光色は強くありませんが、赤と緑より青が少し強めに発光するという特徴のあるカーボンです。

6006番のカーボンは5000番のカーボンと合わせて腎性浮腫の症状の改善に使用されます。6006番のカーボンは4003番、4004番と発光色の似ている貴重なカーボンです。青の強いというカーボンの特徴から多くの症状の改善が見込めるカーボンだと考えます。他のカーボンと合わせて皮膚症状の改善にも使用してみてください。

3000番のカーボンは他のカーボンと合わせて50以上の症状の改善に使用されます。3002番のカーボンも同様に、他のカーボンと合わせて50以上の症状の改善に使用されます。

赤紫系Aの4006番のカーボンは、赤系Cの3004番のカーボンと折れ線グラフの形が似ていることから2本のカーボンで新しくグループを作りました。

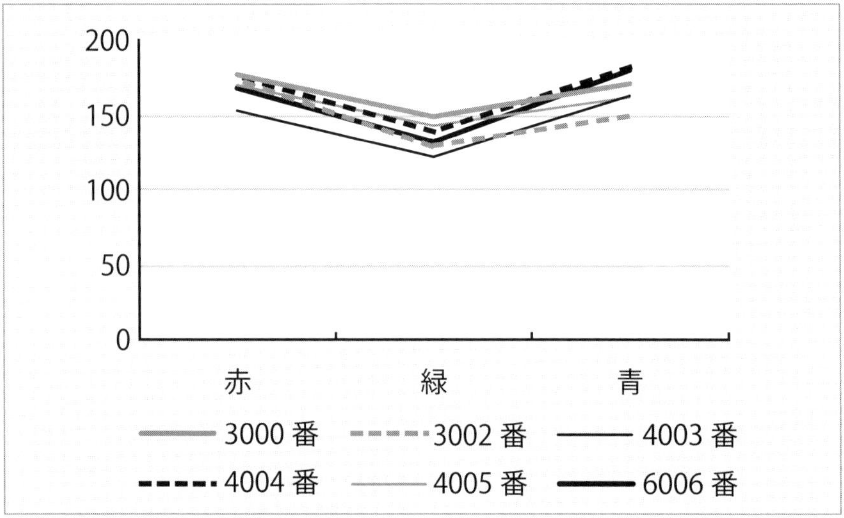

3000番（やや灰色い赤紫系）

3002番（灰みの赤紫系）

4003番（灰みの紫系）

4004番（灰みの紫系）

4005番（やや灰色い赤紫系）

6006番（灰みの紫系）

7．グループ7　赤系C、赤紫系A、橙系Bに属するカーボン群

3004番と4006番のカーボンのグラフの形は似ていますが、発光色については異なっており、3004番は赤系C、4006番は赤紫系Aに属します。

3004番と4006番のカーボンの発光色の違いを、人の目よって判別することは難しいと思います。カラーコードによって色を判別すると、３色の細かな色の違いまで判別が可能になります。似た発光色のカーボンであっても、３色の少しの違いによって異なる発光色に分類されることがあります。治療用カーボンの選択にあたっては、カーボンの発光色のみに頼るのではなくグラフの形によって発光色を確認してください。カーボンによっては発光色が異なっていても似た改善効果が認められます。

光線の改善効果についての詳細は、赤系Cと赤紫系Aのカーボンの説明を参考にしてください。

もう一つの似た者同士は、橙系Bの5002番と赤系Cの6004番のカーボンです。

橙系Bの5002番のカーボンは呼吸器系の症状の改善、脳・血管・心臓の諸症状の改善に使用されます。

赤系Cの6004番のカーボンは褥瘡《じょくそう》（床ずれ）、更年期障害、夜間頻尿、不妊症、狭心症、脳卒中、痒疹などに改善事例があります。改善事例の数は多くありませんが、発光色の赤・緑・青の強さがほぼ等しいという特徴があるカーボンです。太陽の可視光線も赤・緑・青の等しい強さの光線です。青が強めに発光する6006番のカーボンと合わせて、皮膚症状の改善に使用することができます。

光線の改善効果についての詳細は、橙系Bと赤系Cのカーボンの説明を参考にしてください。

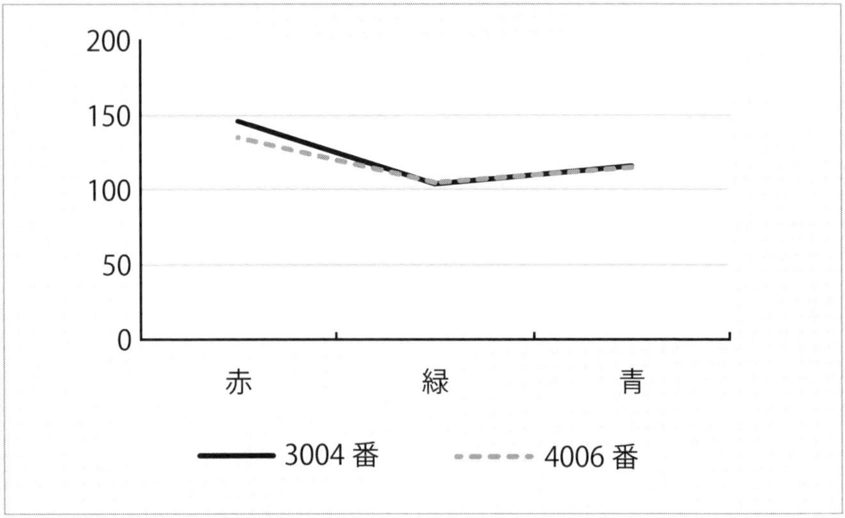

3004番（灰みの赤系）

4006番（灰みの赤紫系）

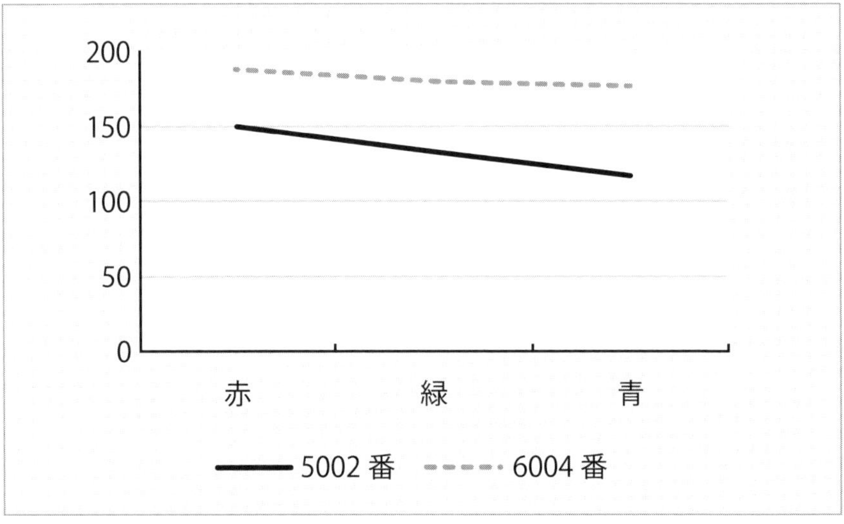

5002番（灰みの橙系）

6004番（やや灰色い赤系）

第6章

症状別カーボンの
選び方と治療箇所

発光色による光線治療7例

症状の改善に効果のあるカーボンをどのように選択したらいいのか、治療に誤ったカーボンを使用して、さらに症状を悪化させることは無いのか、効果がないカーボンによって治療してしまうのではないか、などとカーボンの選択には不安が伴いました。

そこで、これまでは改善症例集に記載された改善事例を参考にして治療に使用するカーボンを選択してきました。多くの改善症例によって改善効果の裏付けのあるカーボンが選択できます。

ただ、第5章でも記したように32本の各カーボンの発光色がわかれば、改善事例だけでなく発光色からも、治療効果のあるカーボンの選択ができるようになります。赤、緑、青それぞれの発光色には発光色ごとに、病気や症状への改善効果が認められています。

色を決める方法にカラーコードがあります。赤・緑・青の3色に分けて、それぞれの光の強さを256段階、0～255によって表示します。カラーコードで表すことで、カーボンの改善効果の特徴がわかります。カラーコードによってカーボンの発光色から治療に使用するカーボンの選択が容易になりました。

発光色が似ているカーボンには、同じような症状の改善効果が認められると考えます。発光色の似たカーボンを、それぞれ赤系、赤紫系、橙系、紫系、青紫系と発光色ごとにグループに分けました。カラーコードの数値も記されています。改善事例を参考に異なるカーボンを選択して治療に使用してみてください。

発光色の似たカーボンによる治療が慣れてきたら、異なる系統であっても、発光色の似たカーボンを使用して治療することができます。

発光色は燃焼して常に変化を繰り返しています。発光色は場所によっても異なるものです。それが自然であり、可視総合光線療法の効果が認められる所以であると考えます。

なお、カラーコードに示された数値は参考程度であったとしても、人の判断は入っておりません。客観性があると考えています。200以上の改善症例とカーボンの発光色を比較しても、有意な関係が認められています。

1．打撲、擦過傷、切り傷に改善効果のある光線治療

転倒などによって体外から強い衝撃を受けると、受傷部位に打撲や擦過傷などの症状が生じます。受傷した箇所に生じた内出血や傷を修復するために、受傷箇所の血管は透過性を高め、白血球、酸素、栄養素を血管から漏出させ、受傷箇所の修復が始まります。受傷と改善の過程で生じる痛み、腫れ、赤み、熱などの反応を炎症といいます。

【切り傷の治療法】

〔治療に使用するカーボン〕

改善事例では3001番と3001番、3005番と4008番のカーボンが組み合わされて、切り傷の治療に使用されてきました。腫れのないときには3001番のカーボンが使用され、腫れのあるときには3005番のカーボンが使用されてきました。

3001番、3005番のカーボンは赤系Aの発光色のカーボンです。4008番は赤紫系Bの発光色のカーボンです。それ以外にも、赤系Aと赤系A、赤系Aと赤紫系Bのカーボンを組み合わせて治療すれば、改善事例と同様の効果が得られると考えます。過去の改善事例を参考に、発光色を基準にカーボンを選択してください。

緊急を要する場合には悠長なことは言っておれませんので、赤系の発光色のカーボン、赤紫系の発光色のカーボン、橙系の発光色のカーボンを使用して治療してください。

実際に使用したカーボンの改善が思わしくない場合には、使用するカーボンを変更して治療を試みてください。

赤の炎症を鎮める作用に加えて、緑には自然治癒力を高める効果、青には皮膚の表皮を再生させる作用があります。切り傷の改善に合わせて、治療に使用するカーボンの組合せを変えていくと、より効果的な治療が可能となります。

カーボン番号	発光色	カラーコード			適応症
		赤	緑	青	
赤系A					
4001	あざやかな赤系	202	52	37	腫れて痛む疾患（眼病、麻痺性疾患）
3001	深い赤系	170	56	64	腫れて痛む疾患（眼病、麻痺性疾患）
6005	深い赤系	171	73	64	皮膚病、鎮痛
3005	あざやかな赤系	165	23	21	人体深部の鎮痛、炎症
3003	暗い赤系	137	60	76	皮膚病、骨疾患、心臓病
赤紫系B					
4008	灰みの赤紫系	207	130	186	がん、放射線熱傷
1000	鈍い赤紫系	180	101	146	腫瘍
3009	鈍い赤紫系	150	88	127	頑固な皮膚病

〔治療方法〕

切り傷への治療では、最初、50センチ程度離して行い、徐々に近づけて治療をします。大量の出血のないものであれば照射後1～2分で出血は止まり、10～50分の治療で痛みが治まります。

痛みの強いときには長めに20～30分治療します。治療箇所が広範囲でなければ集光器を使用します。治療箇所と治療器との距離は近づけすぎないように、気持ちよく感じる距離で治療します。

2．眼の症状に改善効果のある光線治療

眼球の大きさは10円玉とほぼ同じ大きさで直径約24mm、重さが7〜8gです。眼球を保護する白い丈夫な膜で覆われているので白く見えます。黒目の部分は角膜という透明な膜で覆われています。虹彩《こうさい》は瞳孔《どうこう》の周りにあり、眼球内に入る光の量を調節する絞《しぼ》りのはたらきをしています。眼球内に入った光が網膜で像を結びます。網膜上に像を結んだ光の信号は、視細胞によって電気信号に変換され、中枢神経に伝えられます。網膜に映った像は10〜12秒して消えるので、眼を絶えず動かさなければなりません。その画像を処理している中枢神経のはたらきによって視覚が生じます。

主な眼疾患には、緑内障、白内障、ドライアイ、結膜炎、麦粒腫、飛蚊症、糖尿病性網膜症、眼瞼縁炎、眼瞼下垂症、シェーグレン症候群、網膜血管障害、視力障害などあがります。

【緑内障の治療法】

〔治療に使用するカーボン〕

緑内障の治療には、赤系Aの3001番と赤系Bの5000番のカーボンを組み合わせて使用します。

赤系Aと赤系Bの中から別のカーボンを組み合わせて治療しても、同様の改善効果が期待できます。改善事例とカーボンの発光色を参考にして治療用カーボンを選択してください。

カーボン番号	発光色	カラーコード			適応症
		赤	緑	青	
赤系A					
4001	あざやかな赤系	202	52	37	腫れて痛む疾患（眼病、麻痺性疾患）
3001	深い赤系	170	56	64	腫れて痛む疾患（眼病、麻痺性疾患）
6005	深い赤系	171	73	64	皮膚病、鎮痛
3005	あざやかな赤系	165	23	21	人体深部の鎮痛、炎症
3003	暗い赤系	137	60	76	皮膚病、骨疾患、心臓病
赤系B					
4007	灰みの赤系	214	133	129	研究中（パーキンソン病）
4009	鈍い赤系	193	112	118	頑固な皮膚病
5000	灰みの赤系	207	132	126	日常健康維持
5003	鈍い赤系	203	128	105	鎮痛、眼病
6000	鈍い赤系	199	128	110	肋膜炎、前立腺肥大

〔治療方法〕

第４章も参照し、症状があるところを治療箇所とします。加えて、治療効果を高める箇所も治療します。

治療の際、両目は必ず軽く閉じてください。

※以下、治療箇所名の冒頭の番号は、p99～p100掲載の「光線照射部位の図解と部位番号」における部位番号と対応しています。

●眼に関する治療箇所

③眼、鼻部　②前額部　⑤⑥左右こめかみ部　⑰後頭部　㉕肝臓部

●治療効果を高めるための治療箇所

㊾両足首部　㊽両膝部　(52)両足裏部

●治療方法

⑲両足首部　　　集光器使用せず

⑱両膝部　　　　集光器使用せず

⑰後頭部　　　　1号集光器

㊾両足裏部　　　集光器使用せず

③眼、鼻部　　　1号または2号集光器

㉕肝臓部　　　　2号集光器

⑥左こめかみ部　2号集光器

⑤右こめかみ部　2号集光器

光線照射時間：㊽㊾㊾各10分　③⑤⑥⑰㉕各5分

吐き気のあるときは㉕を20分

③へは好感の得られる距離で治療します。

⑤⑥への治療は、悪心、嘔吐を併発した場合に照射に加えます。

3．がんの症状に改善効果のある光線治療

体を構成するすべてのものは、一定の秩序のもとに機能を果たしています。それが何らかの理由で細胞の異常増殖が始まり、生体内の自律的な制御を受けずに勝手に増殖を行うようになった細胞集団ががん細胞です。特に、周囲の組織に浸潤し、または転移を起こす腫瘍のことをいいます。

【肝硬変・肝臓がんの治療法】

〔治療に使用するカーボン〕

治療には1000番と3001番のカーボンの組み合わせが使用されてきました。腹水が認められる場合には3001番と5000番、4001番と6001番のカーボンが使用されます。

カーボンの発光色による組み合わせでは、赤系Aと赤紫系B、赤系Aと赤系B、赤系Aと橙系Cの組み合わせによって治療します。

例えば、赤系Aの3001番の代わりに同じ赤系Aの6005番、赤系Bの5000

番の代わりに同じ赤系Bの5003番のカーボンを選択して、2本のカーボンを組み合わせて治療します。

光線治療は、細胞を攻撃するのではなく、体の自然治癒機能を高めることにより、がん病巣の自然退縮を促す治療法です。

カーボン番号	発光色	カラーコード			適応症
		赤	緑	青	
赤系A					
4001	あざやかな赤系	202	52	37	腫れて痛む疾患（眼病、麻痺性疾患）
3001	深い赤系	170	56	64	腫れて痛む疾患（眼病、麻痺性疾患）
6005	深い赤系	171	73	64	皮膚病、鎮痛
3005	あざやかな赤系	165	23	21	人体深部の鎮痛、炎症
3003	暗い赤系	137	60	76	皮膚病、骨疾患、心臓病
赤系B					
4007	灰みの赤系	214	133	129	研究中（パーキンソン病）
4009	鈍い赤系	193	112	118	頑固な皮膚病
5000	灰みの赤系	207	132	126	日常健康維持
5003	鈍い赤系	203	128	105	鎮痛、眼病
6000	鈍い赤系	199	128	110	肋膜炎、前立腺肥大
赤紫系B					
4008	灰みの赤紫系	207	130	186	がん、放射線熱傷
1000	鈍い赤紫系	180	101	146	腫瘍
3009	鈍い赤紫系	150	88	127	頑固な皮膚病

橙系C					
6001	あざやかな橙系	239	135	22	研究中
6007	あざやかな橙系	204	103	11	研究中
3006	あざやかな橙系	197	119	37	鎮痛
6003	あざやかな橙系	154	75	0	腫瘍
6002	あざやかな橙系	142	68	7	腫瘍

〔治療方法〕

※以下、治療箇所名の冒頭の番号は､p99～p100掲載の「光線照射部位の図解と部位番号」における部位番号と対応しています。

㊾両足首部　集光器使用せず

㊽両膝部　集光器使用せず

⑰後頭部　1号または2号集光器

㉘腹部　集光器使用せず

㊷腰部　集光器使用せず

52両足裏部　集光器使用せず

㉕肝臓部　2号集光器

㊳背正中部　1号集光器

光線照射時間：㉕㊳52各10分　⑰㉘㊷㊽㊾各5分

治療時間はあくまで目安です。毎日治療してください。1か所を長めに治療するときには、患部と治療器との間隔を空けて治療する必要があります。

※腹水が認められる場合

㊾両足首部　集光器使用せず

㊽両膝部　集光器使用せず

52両足裏部　集光器使用せず

51腓腹筋部　集光器使用せず

㊿後大腿部　集光器使用せず

光線照射時間：㊿51 52各10分　48 49各5分

4．心臓の症状に改善効果のある光線治療

心臓の内部は4つの部屋に分かれています。全身に血液を送りだす左心室、肺に血液を送りだす右心室、全身から戻ってきた血液の入る右心房、肺から戻ってきた血液の入る左心房です。

心臓が一回収縮すると、左心室から全身へ、右心室から肺へ血液が送りだされます。2つの循環の仕事が同時に行われます。心臓には左側と右側にそれぞれ2つの弁が付いていて逆流を防いでいます。

心臓には2本の冠動脈という専用の血管があります。冠動脈の1本は大動脈の根元から右斜め下へ走る右冠動脈、もう1本は左斜め下へ走る左冠動脈です。左冠動脈は、左前下行枝と左回旋枝に分かれます。冠動脈は、枝分かれしながら心臓全体に酸素と栄養素を供給しています。冠動脈の太さは1～5mmほどです。冠動脈と並行して、冠静脈が走っていて、右心房に直接静脈血が帰ってきます。

主な心臓疾患には、狭心症、心筋梗塞、弁膜症、心臓腫瘍、心不全、不整脈などがあります。

【狭心症の治療法】

〔治療に使用するカーボン〕

狭心症の治療には3000番と5000番、5002番と5002番、3004番と4003番を組み合わせて使います。

カーボンを発光色によって選択する治療法では、赤紫系Aと赤系B、橙系Bと橙系B、赤系Cと紫系Aの組み合わせでそれぞれのカーボンを選択し、選択した2本のカーボンによって治療します。

カーボン番号	発光色	カラーコード			適応症
		赤	緑	青	
赤系B					
4007	灰みの赤系	214	133	129	研究中（パーキンソン病）
4009	鈍い赤系	193	112	118	頑固な皮膚病
5000	灰みの赤系	207	132	126	日常健康維持
5003	鈍い赤系	203	128	105	鎮痛、眼病
6000	鈍い赤系	199	128	110	肋膜炎、前立腺肥大
赤系C					
6004	やや灰色赤系	188	180	177	皮膚病（痒疹）
3004	灰みの赤系	146	104	116	鎮痛、瘢痕吸収
赤紫系A					
3000	やや灰色赤紫系	177	149	171	皮膚病、心臓病、呼吸器病、カリエス
4005	やや灰色赤紫系	170	143	162	研究中
3002	灰みの赤紫系	176	131	151	皮膚病、泌尿器疾患
4006	灰みの赤紫系	135	105	115	研究中（パーキンソン病）
橙系B					
5002	灰みの橙系	150	133	117	心臓、呼吸器病、カリエス
紫系A					
4004	灰みの紫系	176	139	182	研究中
6006	灰みの紫系	168	132	180	研究中
4003	灰みの紫系	153	122	163	尋常性白斑、肉腫鎮痛

〔治療方法〕

※以下、治療箇所名の冒頭の番号は、p99～p100掲載の「光線照射部位の図解と部位番号」における部位番号と対応しています。

㊾両足首部	集光器使用せず
㊽両膝部	集光器使用せず
⑪⑫咽喉部（左右）	２号集光器
㉘腹部	集光器使用せず
㊷腰部	集光器使用せず
52両足裏部	集光器使用せず
㉟肩甲骨間部	１号集光器

光線照射時間：⑪⑫㉘㉟㊷㊽㊾52各５分

5．人体深部の痛みに改善効果のある光線治療

体表と内臓臓器の中間にある組織、筋、骨膜、関節などから発せられる痛みを人体深部痛といいます。

関節リウマチの原因は明らかになっておりませんが、自己免疫疾患の一つだと考えられています。体を病原体などの異物から守るべき免疫が、間違って自分の体の組織を攻撃して症状が現れます。

抗リウマチ薬と抗炎症薬による治療がされますが、治療を受けていても、耐え難い痛みが生じる場合があります。でも、光線治療では痛みが改善し、生活の質を維持することができます。副作用や痛みも伴いません。

筋肉が血流不足の状態で収縮を続けると筋肉痛になります。筋肉痛は、乳酸などの疲労物質が過度に蓄積されることで生じると考えられていましたが、今日では筋繊維が傷つき、炎症によって起こるものだと考えられるようになりました。光線治療は可視光線により炎症を鎮め、赤外線で温めて、血流を改善することにより痛みを改善します。

人体深部の痛みの症状としては、関節リウマチ、痛風、変形性膝関節症、

変形性股関節症、神経痛、打撲性神経痛、運動神経衰弱症、五十肩などがあります。

【関節リウマチの治療法】

〔治療に使用するカーボン〕

改善症例を調べると1000番と3002番、3001番と4008番、3005番と5003番のカーボンの組み合わせが治療に使用されます。

カーボンの組み合わせを発光色によってみていくと、赤系Aと赤紫系B、赤系Aと赤系B、赤系Aと赤系D、赤紫系Aと赤紫系Bの組み合わせになります。赤系Aのカーボンには似た改善効果が期待できると考えます。発光色による治療を考えるときには、カラーコードの数値を参考に、組み合わされた各発光色グループから1本ずつ選択して治療に使用してください。

カーボン番号	発光色	カラーコード			適応症
		赤	緑	青	
赤系A					
4001	あざやかな赤系	202	52	37	腫れて痛む疾患（眼病、 麻痺性疾患）
3001	深い赤系	170	56	64	腫れて痛む疾患（眼病、 麻痺性疾患）
6005	深い赤系	171	73	64	皮膚病、鎮痛
3005	あざやかな赤系	165	23	21	人体深部の鎮痛、炎症
3003	暗い赤系	137	60	76	皮膚病、骨疾患、心臓病
赤系B					
4007	灰みの赤系	214	133	129	研究中（パーキンソン病）
4009	鈍い赤系	193	112	118	頑固な皮膚病
5000	灰みの赤系	207	132	126	日常健康維持

5003	鈍い赤系	203	128	105	鎮痛、眼病
6000	鈍い赤系	199	128	110	肋膜炎、前立腺肥大
赤系D					
6008	鈍い赤系	191	83	117	研究中
赤紫系A					
3000	やや灰色赤紫系	177	149	171	皮膚病、心臓病、呼吸器病、カリエス
4005	やや灰色赤紫系	170	143	162	研究中
3002	灰みの赤紫系	176	131	151	皮膚病、泌尿器疾患
4006	灰みの赤紫系	135	105	115	研究中（パーキンソン病）
赤紫系B					
4008	灰みの赤紫系	207	130	186	がん、放射線熱傷
1000	鈍い赤紫系	180	101	146	腫瘍
3009	鈍い赤紫系	150	88	127	頑固な皮膚病

〔治療方法〕

※以下、治療箇所名の冒頭の番号は、p99～p100掲載の「光線照射部位の図解と部位番号」における部位番号と対応しています。

㊾両足首部　　　集光器使用せず

㊽両膝部　　　　集光器使用せず

⑰後頭部　　　　1号集光器

⑪⑫咽喉部（左右）　2号集光器

㉘腹部　　　　　集光器使用せず

㊷腰部　　　　　集光器使用せず

52両足裏部　　　集光器使用せず

光線照射時間：⑪⑫⑰㉘㊷㊽㊾52各5～10分　痛みの症状のある関節は5～10分

痛みのある患部は時間をかけて治療します。

6．泌尿器疾患に改善効果のある光線治療

泌尿器とは、尿を作り出す腎臓、尿を一定量貯める膀胱、尿を腎臓から膀胱に運ぶ尿管、膀胱から尿を排出する尿道からなります。尿を作り出し、体外に排出する器官の総称です。

腎臓には1分間に1ℓ、1日にすると約1.5tの血液が送られてきます。腎臓で濾過されて約160ℓの原尿が作られます。原尿の99%は再吸収され、一日に約1.6ℓが尿として排出されます。

尿管から約5秒に1回というスローペースで、尿が膀胱に落ちてきます。300㎖程たまると神経が刺激され尿意を催します。膀胱は通常は1cmの厚さがありますが、尿がたまって膀胱の壁が引き延ばされると、3mmぐらいまで引きのばされ薄くなります。

主な泌尿器疾患には、膀胱炎、尿管結石症、慢性前立腺炎、夜間頻尿、尿道炎、残尿感、排尿痛などがあります。

【夜間頻尿の治療法】

〔治療に使用するカーボン〕

夜間頻尿の原因がはっきりしていない場合は、3000番と5000番、5002番と5002番、4000番と6004番のカーボンを組み合わせて使用します。

胃下垂、腰痛、冷え性の症状が認められるときには、3001番と4008番のカーボンを組み合わせて使用します。

発光色による使用カーボンの組み合わせは赤紫系Aと赤系B、橙系Bと橙系B、青紫系Aと赤系C、赤系Aと赤紫系Bの4通りになります。それぞれの組み合わせに従ってそれぞれカーボンを1本選択し、2本を合わせて治療します。

赤系B					
4007	灰みの赤系	214	133	129	研究中（パーキンソン病）
4009	鈍い赤系	193	112	118	頑固な皮膚病
5000	灰みの赤系	207	132	126	日常健康維持
5003	鈍い赤系	203	128	105	鎮痛、眼病
6000	鈍い赤系	199	128	110	肋膜炎、前立腺肥大
赤系C					
6004	やや灰色赤系	188	180	177	皮膚病（痒疹）
3004	灰みの赤系	146	104	116	鎮痛、瘢痕吸収
赤紫系A					
3000	やや灰色赤紫系	177	149	171	皮膚病、心臓病、呼吸器病、カリエス
4005	やや灰色赤紫系	170	143	162	研究中
3002	灰みの赤紫系	176	131	151	皮膚病、泌尿器疾患
4006	灰みの赤紫系	135	105	115	研究中（パーキンソン病）
橙系B					
5002	灰みの橙系	150	133	117	心臓病、呼吸器病、カリエス
青紫系A					
4000	灰みの青紫系	165	156	203	皮膚病、心臓病、呼吸器病、カリエス
4002	灰みの青紫系	130	139	196	皮膚病、泌尿器疾患

〔治療方法〕

※以下、治療箇所名の冒頭の番号は、p99～p100掲載の「光線照射部位の図解と部位番号」における部位番号と対応しています。

（1）原因疾患がはっきりしていない場合

㊾両足首部　集光器使用せず

㊽両膝部　　集光器使用せず

㉘腹部　　　集光器使用せず

㊷腰部　　　集光器使用せず

(52)両足裏部　集光器使用

(51)腓腹筋部　集光器使用せず

光線照射時間：㊽㊾(51)(52)各10～30分　㉘㊷各5～10分

（2）胃下垂・腰痛・冷え性の症状が認められる場合

㊾両足首部　集光器使用せず

㊽両膝部　　集光器使用せず

⑰後頭部　　1号または2号集光器

(52)両足裏部　集光器使用

㊳背正中部　1号集光器

(51)腓腹筋部　集光器使用せず

光線照射時間：㊽(52)各10分　⑰㊳各5分　㊾(51)は1日おきに各10分

7．頑固な皮膚病に改善効果のある光線治療

難治性の皮膚病には、症状の発生原因がはっきりしないものがあります。したがって、完治のための治療法が見つからず、治療が対症療法に終始することになります。症状が進行すると、皮膚症状が広範囲に及び、痛みや痒《かゆ》みなどにより生活の質自体が脅かされることになりかねません。

痒みが強い皮膚病としては、アトピー性皮膚炎、接触皮膚炎、蕁麻疹《じんましん》、皮膚真菌感染症、掌蹠膿疱《しょうせきのうほう》、乾癬《かんせん》、虫刺され、疥癬《かいせん》などの寄生虫による皮膚感染症等があります。

【掌蹠膿疱《しょうせきのうほう》症の治療法】

〔治療に使用するカーボン〕

掌蹠膿疱症の治療では3001番と3002番のカーボンが使用されます。発症後数年経過している場合は4000番と4009番、4000番と4002番のカー

ボンが使用されます。痛みが認められる場合には3000番と3002番のカーボンが使用されます。

発光色によって治療用カーボンを選択するときは赤系Aと赤紫系A、青紫系Aと赤系B、青紫系Aと赤系B、青紫系Aと青紫系A、赤紫系Aと赤紫系A、それぞれの組み合わせに従って各発光色のカーボンを1本選択し、2本を合わせて治療します。

赤系A					
4001	あざやかな赤系	202	52	37	腫れて痛む疾患（眼病、麻痺性疾患）
3001	深い赤系	170	56	64	腫れて痛む疾患（眼病、麻痺性疾患）
6005	深い赤系	171	73	64	皮膚病、鎮痛
3005	あざやかな赤系	165	23	21	人体深部の鎮痛、炎症
3003	暗い赤系	137	60	76	皮膚病、骨疾患、心臓病
赤系B					
4007	灰みの赤系	214	133	129	研究中（パーキンソン病）
4009	鈍い赤系	193	112	118	頑固な皮膚病
5000	灰みの赤系	207	132	126	日常健康維持
5003	鈍い赤系	203	128	105	鎮痛、眼病
6000	鈍い赤系	199	128	110	肋膜炎、前立腺肥大
赤紫系A					
3000	やや灰色赤紫系	177	149	171	皮膚病、心臓病、呼吸器病、カリエス
4005	やや灰色赤紫系	170	143	162	研究中
3002	灰みの赤紫系	176	131	151	皮膚病、泌尿器疾患
4006	灰みの赤紫系	135	105	115	研究中（パーキンソン病）

青紫系A					
4000	灰みの青紫系	165	156	203	皮膚病、心臓病、呼吸器病、カリエス
4002	灰みの青紫系	130	139	196	皮膚病、泌尿器疾患

〔治療箇所〕

※以下、治療箇所名の冒頭の番号は、p99～p100掲載の「光線照射部位の図解と部位番号」における部位番号と対応しています。

㊾両足首部　　集光器使用せず

㊽両膝部　　　集光器使用せず

⑪⑫左右咽喉部　2号集光器

㉘腹部　　　　集光器使用せず

㊷腰部　　　　集光器使用せず

(52)両足裏部　　集光器使用せず

㉕肝臓部　　　2号集光器

㊳背正中部　　1号集光器

患部　1号または2号集光器

光線照射時間：⑪⑫㉕㉘㊳㊷㊽㊾(52)各5～10分　患部10～20分

おわりに

「光線治療の方法」を記した小冊子を弁理士の方に読んでいただきました。「光線治療の方法については理解できますが、どうして光によって病気の症状が改善するのか理解できません」と言われました。

なぜ、光線治療により痛みなどの症状に改善効果が認められるのか、その理由を知りたいと考えます。「光の光化学作用によって炎症物質が分解されるからだ。光の温熱効果によって血流が改善して炎症物質を流すからだ」というのであれば、光線治療でなくても改善するはずです。なぜ光線治療が改善効果をもたらすのかを理解するには、光と、光の人体に対する作用についてもう少し詳しい説明が必要だと考えます。

財団法人光線研究所初代所長の黒田保次郎氏は著書の中で、「立派な医師が治療してくれても治らなかったものが、素人のお前のような者に治せるものか」と悪口雑言を浴びせられたと書かれています。

近隣の大学病院には、毎日1000人近くの患者さんが診察や治療に来られます。大学病院では最新鋭の検査機器が揃い、専門の医師が治療にあたります。患者さんが、どんな病気でも治るのではないかと思い込むのも無理からぬことです。

でも、私は考えます。医師の学歴や経歴によって病気が治るのであれば、学歴や経歴のある医師に掛かれば、すべての病気が治るはずです。そんなことはありません。医師が病気を治すわけではありません。薬、手術、放射線が病気の症状を改善するのです。

黒田保次郎氏の著書『光線治療物語』『続光線治療物語』、この2冊との出合いがなければ、私は光線治療という言葉さえ知りえませんでした。

東京の光線研究所の研究会では黒田一明所長の講演を聴くことが楽しみでした。世界の医学論文を精査され、最新の医学情報に接することができるからです。光線研究所の皆様に感謝いたします。

これから、光の研究を進めるには、光線治療を科学的な見地から、さまざまな分野の人たちと意見を交換することが必要です。私も光線治療に少しでも貢献したいと考えています。

私は数年間、光線と医療関係の本を買い集めることに没頭いたしました。収集していると「目が肥える」といいますが、医師が書いた本からは、医師の人柄、医療に取り組む姿勢も読みとることができます。少し範囲を広げ医療関係の本から、電気、光、電磁波など光に関する本も読みました。

実際にカーボンのスペクトラムを自作の分光器で観察して研究を進めていくなか、壁として立ちはだかったのは、カーボンの発光色を色としてどのように表示するのかということでした。

発光色が今までなぜ決められなかったかという理由を挙げるとすれば、カーボンの発光色によらなくても、過去の改善症例によって治療用カーボンの選択ができたからです。また、目視によって色を決めると、人による感覚的な違いが生じることによって、発光色への信頼性が高まりません。

光線治療において、可視光線が症状の改善に果たす役割の大きなことがわかってきました。何か、可視光線の発光色を決める方法がないかと模索するなか、考えついたのがカラーコードによる発光色の色表記です。

光の色はRGB、赤（Red）・緑（Green）・青（Blue）の3色によって作られます。それぞれの色が混ざると明るくなり、白に近づいていきます。

カラーコードによる色は、光の三原色R（赤）・G（緑）・B（青）の色の強さを「00」から「ff」（十進数の255）までの256段階の強さによって数値で表したものです。パソコンに処理手順と結果の表示形式を指示して、データを入力すれば、自動的にパソコンが処理して結果を表示してくれます。もし、パソコンなどの情報処理機器が無ければ研究はとてもできませんでした。

光線研究所の初代所長、黒田保次郎氏は九州大学名誉教授・理学博士工学博士の故二神哲五郎教授をはじめ、当時の先端研究者のご指導を仰ぎ、多くの光線治療に関する著作を出版されました。

光線治療に関する環境は変わってきています。光に関する研究書が出版され、さまざまな医学書が出版されています。一番の違いは情報機器が発達したことです。

研究を進めてわかってきたことは、研究には絶対はないということです。条件は常に変化をしています。周囲の環境が変化すれば測定した数値にも少なからず影響がでます。絶対を求めない。正しさを限りなく求めながら妥協することが研究です。

著者と出版社の共同作業と協力によって本が出版できます。私はカクワークス社の代表取締役福永成秀様と巡り合うことがなければ出版を断念することも考えられました。書籍として出版できるのは福永様の献身的、専門的な知識と援助によるものだと心から感謝申し上げます。

最後に、長期間、なにも文句を言わないで我慢してくれた妻に「ありがとう」の言葉を捧げます。

令和５年７月

生長光線研究所

所長　村松政則

参考文献

『家庭でできる光線治療の実際』（鈴木重明著、文理書院　1981）

『光と熱の健康法』（横田 清著、耕土社　1977）

『病気の治るドイツＷ光線』（野村 卓著、渡辺産業株式会社　1964）

『〈新訂版〉可視総合光線療法　遺伝と光線』（黒田保次郎著、財団法人 光線研究所　1996）

『別冊　可視総合光線療法　理論と治験』（黒田一明著、財団法人 光線研究所　1999）

『光線療法学（改訂増補版）』（宇都宮義真／原著、宇都宮光明／改訂　健康と光線社　1988）

『光とは何か』（江馬一弘著、宝島社　2014）

『がん予防に実は「日光浴」が有効なわけ』（平柳 要著、講談社　2008）

『光合成とはなにか』（園池公毅著、講談社　2008）

『ミトコンドリア・ミステリー』（林 純一著、講談社　2002）

『誰にもわかる やさしい電気の一般知識』（古川修文著、新星出版社　1981）

『初歩から学ぶ基礎物理学　電磁気・原子』（柴田洋一・勝山智男ほか４名共著、大日本図書　2010）

『内臓が生みだす心』（西原克成著、NHK出版　2002）

『究極の免疫力』（西原克成著、講談社インターナショナル　2004）

『これだけで病気にならない』（西原克成著、祥伝社　2007）

『光の医学』（ジェイコブ・リバーマン／著、飯村大助／訳　日本教文社　1996）

『ナイティンゲール看護覚え書　決定版』（ヴィクター・スクレトコヴィッチ／原著・編集、助川尚子／訳、医学書院　1998）

『からだの地図帳』（高橋長雄監修・解説、講談社　1989）

『みえる人体　構造・機能・病態』（スティーブ・パーカー／著、佐藤達夫・松尾 理／監訳　南江堂　2009）

著者略歴

村松政則（むらまつ・まさのり）

1949（昭和24）年生まれ、静岡県出身。2009（平成21）年に60歳で県立高等学校教員を定年退職、2011（平成23）年、62歳のときに光線研究所を設立して所長に就任、現在に至る。

2001（平成11）年、52才のときに長年にわたり探し求めていた「誰でも治療ができ、効果が認められる」黒田保次郎氏の光線治療にめぐり合う。黒田保次郎氏は著書の中で「いろいろの難病になるのはこの光線が人体に不足するためである。紫外線よりも赤外線、可視光線が不足することが原因」であると記している。カーボンの発する赤外線、可視光線は人体に不足する光線である。赤外線、可視光線を補充することで多くの病気は改善する。

可視光線が症状の改善に大きな効果を持ちながら、これまで、発光色については明確にされてこなかった。カーボンの発光色をわかりやすく表示する方法を求めて、試行錯誤を繰り返し、発光色を赤、緑、青の3色によって256段階の強さで表示する、カラーコードによる表示方法を考案。

光が変える私たちの医療
新しい発想で考える光線治療

2023年9月13日　初版発行

著　　者　村松政則
発 行 人　福永成秀
発 行 所　株式会社カクワークス社
〒150-0043　東京都渋谷区道玄坂2-18-11　サンモール道玄坂704
電話03(5428)8468　ファクス03(6416)1295
ホームページ　http://kakuworks.com

印刷・製本　株式会社シナノパブリッシングプレス
装　　丁　合同会社うとね
D T P　スタジオエビスケ

ISBN978-4-907424-35-0